Rita Maria Körber

Wie ich lernte mit Salicylsäure-Intoleranz Samter-Trias zu leben

Verlag Waldkirch

Gesamtherstellung: Verlag Waldkirch KG
Text: Rita Maria Körber
Lektorat, Fotografie: Lutz Berger, lutzland.de
Bilder S. 126-129 Thomas Ziebarth, thomas-ziebarth.com
Umschlaggestaltung: Mareike Gomer, Lutz Berger

ISBN: 978-3-86476-133-1

Seit 1542

Verlag Waldkirch KG
Schützenstraße 18
68259 Mannheim
Telefon 0621-129 15 0
Fax 0621-129 15 99
E-Mail: verlag@waldkirch.de
www.verlag-waldkirch.de

Rita Maria Körber

Wie ich lernte mit Salicylsäure-Intoleranz

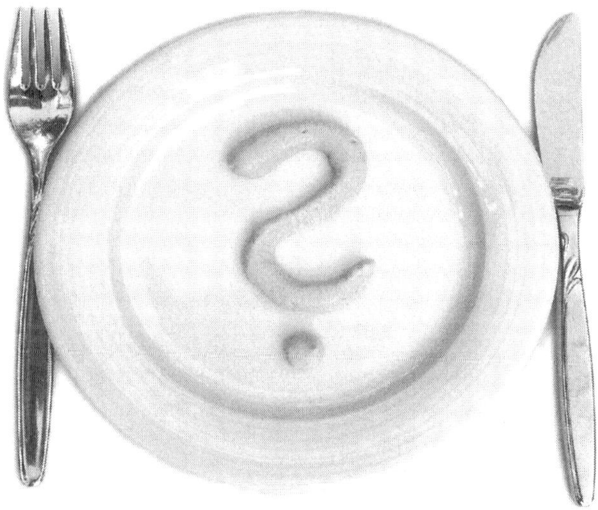

Samter-Trias zu leben

Verlag Waldkirch

Einleitende Worte

Frau Körber stellt in Ihrem Buch sehr eindrucksvoll ihre Leidensgeschichte dar, die von immer wieder notwendigen Operationen geprägt ist. Diese Operationen, und das kann ich als langjähriger Direktor der Universitäts- HNO-Klinik Mannheim nach mehr als 40 Jahren chirurgischer Tätigkeit nur unterstreichen, sind auch bei erfahrenen Chirurgen mit hohem Risiko, möglichen Komplikationen und Nebenwirkungen verbunden.

Entscheidend ist hier zu klären, was die Ursache der immer wiederkehrenden Polypen und der weiteren Lungen- und generalisierten Auswirkungen der Samter-Trias sind. Das Erkennen und die richtige Diagnosestellung setzt die richtige Zuordnung und Wahrnehmung der Symptome voraus.

Sicher werden Leser, die sich und ihre Krankheitszeichen in dem Buch wiedererkennen, ungemein davon profitieren und früh und damit rechtzeitig die notwendigen Maßnahmen einleiten, um durch Prävention die Ausprägung der Samter-Trias zu vermeiden.

Frau Körber legt mit Ihrem so lebensnah geschriebenen Buch über die Aufarbeitung ihrer eigenen Krankheitsgeschichte hinaus eine Hilfestellung für in diesem Bereich tätige Ärzte und vor allem die betroffenen Patienten vor. Ich danke ihr hierfür und wünsche dem Buch den größtmöglichen Erfolg.

mit freundlichen Grüßen

Prof. Dr. med. Karl Hörmann,
M.D., Ph.D., FEBEORLHNS (Hon.)

Chief Medical Consultant International Patient Office CMC IPO
Consultant ENT, Plastic surgery, Allergology, Sleep medicine
Former Head & Chair Dept. of ORLHNS
University Medical Centre Mannheim

Teil I

Kapitel 1, Seite 21
umfasst die wichtigsten Wendepunkte in meinem Leben, denen durch meine Diagnose rückblickend eine tiefere Bedeutung verliehen wird. Es endet mit der Diagnose »Samter-Trias«, nachdem ich bereits früh erfuhr, dass ich unter Asthma litt.

Kapitel 2, Seite 50
Hier geht es um die Diagnose »Samter-Trias« und was sie (medizinisch und wissenschaftlich) beinhaltet,.

Kapitel 3, Seite 59
In diesem Kapitel werden das Leben mit der Diagnose und verschiedene Therapiemethoden vorgestellt.

Kapitel 4, Seite 63
Im vierten Kapitel zeige ich, welchen sinnstiftenden Charakter die Krankheit für mein Leben hatte und wie ich auf die Rotationsernährung stieß.

Kapitel 5, Seite 76
Erkennen, Annehmen, Weitergehen - in der Rückschau.

Kapitel 6, Seite 86
Alles steht Kopf ... noch eine unerwartete Wendung.

Teil II

***Acetylsalicylsäure** (kurz ASS) ist ein weit verbreiteter schmerzstillender, entzündungshemmender, fiebersenkender und thrombozytenaggregations-hemmender (TAH) Arzneistoff aus der Gruppe der nichtsteroidalen Antirheumatika (NSAR). ASS wird seit 1977 auf der Liste der unentbehrlichen Arzneimittel der WHO aufgeführt. Der Stoff wird seit Anfang des 20. Jahrhunderts unter dem Markennamen Aspirin von der Bayer AG hergestellt. Der Begriff wurde zum Gattungsnamen für den Wirkstoff und ihn enthaltende Präparate.*

***Nomenklatur** Acetylsalicylsäure ist der Trivialname für 2-Acetyloxybenzoesäure, wie sie nach den IUPAC-Regularien heißt. Dabei handelt es sich um ein Derivat der Salicylsäure (o-Hydroxybenzoe-säure), womit die Acetylsalicylsäure sowohl als Derivat der Benzoesäure (siehe IUPAC-Name) als auch als Ester der Essigsäure (Essigsäure-salicylester) aufgefasst werden kann.*

***Etymologie** ... Der Name Aspirin leitet sich vom Echten Mädesüß, auch Spiere genannt ..., einem salicylathaltigen Rosengewächs, ab: ‚A' (für die Acetylgruppe), -'spirin' (für den Inhaltsstoff der Spiere).*

Der Markenname Aspirin wurde am 6. März 1899 in die Warenzeichenrolle des Kaiserlichen Patentamtes aufgenommen und der Wirkstoff im selben Jahr vergeblich zum Patent angemeldet. Die Patente wurden nicht erteilt, da die Chemische Fabrik v. Heyden in Radebeul bei Dresden unter dem Chemiker Richard Seifert ebenfalls bereits seit 1897 die Acetylsalicylsäure in industriellem Maßstab, erst unter ihrem chemischen Namen und später unter dem Handelsnamen Acetylin, als Heilmittel produzierte und vertrieb (Quelle: Wikipedia).

„Schicksal“ nennt man es, wenn Menschen mit Herausforderungen konfrontiert werden. „Schicksalsschlag“, wenn das Schicksal zuschlägt, dann stellt es alles in Frage, was wir über uns selbst und unser Leben zu wissen glaubten.

Der Plan, den wir für uns und unser Leben entworfen haben, geht auf einmal nicht mehr auf und wir müssen lernen, damit umzugehen. Im ersten Augenblick erscheint uns das immer ungerecht und willkürlich.

»Warum gerade ich?« und »Warum gerade das?« sind Fragen, die wir uns dann stellen. Nicht immer gelingt es uns, auf diese Fragen zufriedenstellende Antworten zu finden. Oft bleibt ein großes Fragezeichen, das es uns schwer macht, mit den Ereignissen in unserem Leben Frieden zu schließen.

Diese Ereignisse, so unterschiedlich sie auch sein mögen, seien es eine Trennung, ein Verlust oder eine Erkrankung, haben gemeinsam, dass sie uns verändern.

Je bewusster wir uns mit ihnen beschäftigen, umso eher gelingt es uns, diese Veränderung zu steuern und positiv zu gestalten.

> Heute kann ich beides nicht nur akzeptieren und mit meiner Erkrankung leben, ich kann sogar sagen, dass ich glücklich bin.

Positiv heißt, dass wir aus den Ereignissen etwas lernen und zu einer besseren Version von uns selbst werden. Meistens können wir erst in der Rückschau erkennen, warum wir bestimmte Prüfungen überstehen mussten, um an einen Punkt in unserem Leben zu kommen.

Die Prüfungen verlieren so ihren willkürlichen Charakter und werden zu notwendigen Aufgaben, die in unserem Lebensplan einen Sinn ergeben. Wäre es nicht schön, wenn wir das schon vorher wüssten?

Anfang 30 riss mich eine Diagnose mitten aus dem Leben und warf alle meine Zukunftspläne durcheinander. Es dauerte lange, bis ich einen Weg fand, mit meiner Erkrankung zu leben.

Als Betroffene mit mehreren schweren Nahrungsmittel-Unverträglichkeiten gab es für mich keine Pille, die ich nehmen konnte, um meine Beschwerden zu lindern oder sogar zu heilen.

Stattdessen musste ich akzeptieren, dass es eine vollständige Heilung nicht geben wird und ein beschwerdefreies Leben nur mit viel Aufwand und bewusster Auseinandersetzung zu führen ist.

Es sollte zehn Jahre dauern, bis ich mir genug Wissen angelesen und ausreichend Therapien ausprobiert und ihre Anwendung verfeinert hatte, bis ich nicht mehr ständig mit der Angst vor dem nächsten Asthmaanfall oder einer schmerzhaften Nebenhöhlenoperation leben musste.

Mich mit der Krankheit zu arrangieren, kostete mich noch mehr Zeit und viel mehr Kraft. Es sollte fast mein ganzes **Leben** von Anfang 30 bis heute dauern, bis ich verstand, warum gerade ich die Diagnose »Samter-Trias« und zusätzlich noch eine Histamin-Unverträglichkeit erhielt.

Heute kann ich beides nicht nur akzeptieren und mit meiner Erkrankung leben, ich kann sogar sagen, dass ich glücklich bin.

Ich bin zu dem Menschen geworden, der ich nach meinem Lebensplan werden sollte und das vermittelt ein ganz eigenes, beständiges Gefühl der Ruhe und Zufriedenheit. Es hilft mir, mit neuen Herausforderungen umzugehen.

Die Auseinandersetzung mit meiner Krankheit, mit ihren Ursachen und ihrer Bedeutung, hat seit dem Erhalt meiner Diagnose mein Leben nachhaltig geprägt und ihm eine neue Richtung gegeben. Ohne sie wäre ich heute nicht, wer ich bin und das hilft mir, sie anzunehmen.

Aaron Antonovsky und die Salutogenese

Der israelische Medizinsoziologe Aaron Antonovsky erforschte in den 1980er Jahren die Entstehung von Gesundheit. Er nannte sein ganzheitliches Konzept, das neben medizinischen auch soziologische, kulturelle und psychologische Aspekte umfasste, »Salutogenese« und sah in ihr einen Gegenentwurf zu der damals noch vorherrschenden Pathogenese in der Schulmedizin.

Dort wurde nur danach gefragt, wie Krankheiten entstanden, um sie bekämpfen zu können. Ein ganzheitliches Konzept fehlte ebenso wie der Fokus auf die Gesunderhaltung statt dem Kampf gegen Krankheiten.

Im Zuge seiner Forschungen interviewte Antonovsky Überlebende von Konzentrationslagern. Er wollte herausfinden, wie man eine solche Erfahrung verkraften und danach ein gesundes und zufriedenes Leben führen konnte.

Ihm war aufgefallen, dass es unter den Überlebenden besonders viele gab, die über eine bemerkenswerte Resilienz, also psychische Widerstandskraft verfügten und die von den schrecklichen Erlebnissen nicht gebrochen oder unheilbar traumatisiert worden waren.

Woher nahm ihre Seele die Widerstandskraft, mit einem so unfassbaren Schicksal fertig zu werden? Antonovsky kam zu dem Ergebnis, dass diese Widerstandskraft aus dem Glauben der Überlebenden entstand. Ihr jüdischer Glaube verlieh ihrem Leiden einen Sinn.

Als Angehörige des auserwählten Volkes konnten sie das entsetzliche Leid, das sie erlitten, als Teil ihrer Identität betrachten und akzeptieren. Für ihn war das ein wichtiger Schritt auf dem Weg zu seinem Konzept der Salutogenese.

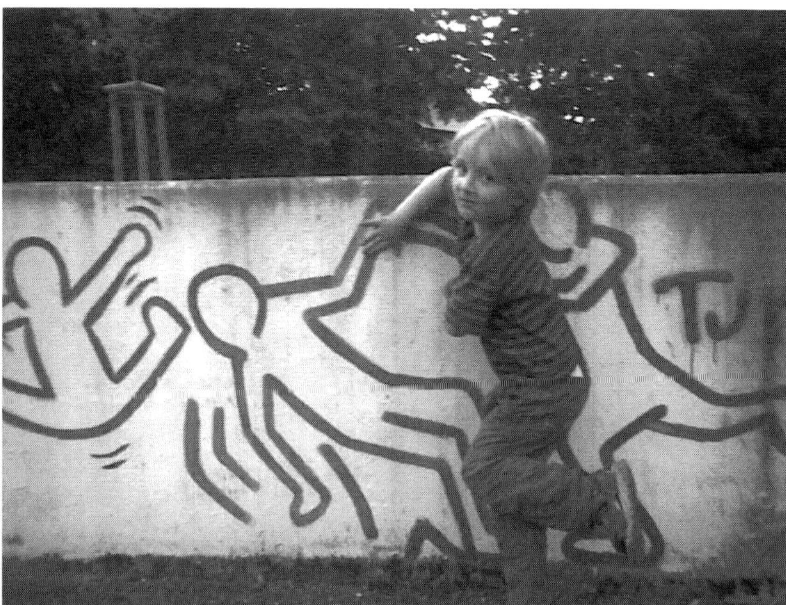

Einen Sinn darin sehen, ohne daran zu zerbrechen

Einen Sinn in dem zu sehen, was uns geschieht, ganz gleich wie leidvoll es ist, hilft uns, es zu ertragen, ohne daran zu zerbrechen. Zu akzeptieren, wie unser Leben durch bestimmte Ereignisse geprägt wird, schützt unsere Seele davor, durch sie nachhaltigen Schaden zu nehmen. Und macht es möglich, trotzdem zufrieden und sogar glücklich zu sein. Was wir erfahren, steht in Einklang mit dem Bild, das wir uns von uns und der Welt gemacht haben und wir können es annehmen.

Für Menschen ohne religiösen Bezug zu Schicksalsfragen ist es schwieriger, diese Synchronizität zu erzeugen.

Wenn es weder Gott noch göttliche Kräfte gibt, wer ist dann für das verantwortlich, was uns zustößt? Woher kommt der Impuls?

Und warum geschieht es überhaupt? Ohne Glauben muss jeder selbst darauf eine Antwort finden. Genau so ging es mir auch.

Als ich meine Diagnose erhielt, war ich verzweifelt. Ein Leben ganz im Zeichen der Krankheit? Nicht mehr essen können, was ich will? Bis an mein Lebensende Medikamente nehmen, jeden Tag? Für mich war das unvorstellbar. Ich musste in meine Krankheit hineinwachsen.

Mich ihr zu stellen, war die schwierigste Aufgabe, die ich in meinem Leben zu bewältigen hatte, doch das Ringen mit ihr hielt für mich am Ende viel mehr bereit, als ich erwartet hatte. Nicht nur gelang es mir, meiner Krankheit einen Sinn zu verleihen, auf gewisse Weise verlieh auch die Krankheit meinem Leben eine neue Bedeutung, auch wenn es mich Jahrzehnte kostete, diese zu erkennen und vollständig anzunehmen.

Das vorliegende Buch ist das Resultat daraus. Es enthält in konzentrierter Form alle Erfahrungen und Erkenntnisse, die ich mir zu dem Themenbereich gesunde Ernährung, Vermeidung von Unverträglichkeiten und Allergien und dem speziellen Thema Samter-Trias angelesen und angeeignet habe.

Auch jenseits davon ist es ein Buch darüber, wie das Leben mit einer chronischen Krankheit gelingen kann, ohne diese als Verlust von Lebensqualität zu empfinden. Tatsächlich erlebe ich meine Erkrankung heute sogar als Bereicherung. Sie schützt mich davor, ungesunde Verhaltensweisen an den Tag zu legen.

Obwohl ich inzwischen ein gewisses Alter erreicht habe, habe ich keine der Krankheiten, die für mein Alter typisch sind, keine Diabetes, keine Gicht, keine Gelenkprobleme, keinen Bluthochdruck, keine Schlaflosigkeit, kein Übergewicht, keine weichen Knochen. Lebe ich nach meiner Krankheit, bin ich nicht nur beschwerdefrei, ich bin auch gesünder als der Durchschnitt, so paradox das ist.

Ohne meine Diagnose wäre ich niemals Heilpraktikerin geworden und hätte meine »Berufung« nicht gefunden. Ich hätte keinen Anlass gehabt, mich mit den Fragen nach »gesunder« Ernährung, also einer Ernährung, die nicht krank macht, sondern gesund erhält, nicht so eingehend beschäftigt, wie ich es in der Vergangenheit getan habe. Auch wären mir viele Erkenntnisse über mich selbst und meinen Lebensweg wohl verschlossen geblieben. Als Essenz dieser Beschäftigung ist eine Methode entstanden, mit der ich inzwischen nicht nur meine eigene Unverträglichkeit gut im Griff habe, sondern die sich auch dafür eignet, alle möglichen anderen Unverträglichkeiten und sogar Allergien zurückzudrängen:

Die Rotationsernährung

Die Rotationsernährung wird im zweiten Teil dieses Buches ausführlich vorgestellt. Sie ist nicht meine Erfindung allerdings habe ich sie verfeinert und auf meine Bedürfnisse angepasst. Das zeigt, wie flexibel sie anwendbar ist.

Ein einfaches Prinzip

Ihr Prinzip ist einfach: Jeden Tag werden nur Lebensmittel aus einer bestimmten Gruppe gegessen. Dieses Rotieren verhindert, dass sich zu viel eines Reizstoffes im Körper ansammelt und die individuelle Toleranzschwelle überschritten wird.

Rotation, Blutgruppe und Intervallfasten

In Kombination mit einer Ernährung nach Blutgruppe und den Vorteilen des Intervallfastens ergibt sich eine höchst abwechslungsreiche, gesunde Ernährung, die vor Krankheiten schützt und bestehende lindern kann.

Kein Allheilmittel, sondern ein Weg

Sie ist kein Allheilmittel, sondern vielmehr ein Weg, in bewussteren Kontakt mit sich und seinem Körper zu kommen, wieder zu spüren, was uns gut tut und was nicht und was er braucht.

Sich aufmerksam mit Lebensmitteln beschäftigen

Sie erfordert auch, sich aufmerksam mit Lebensmitteln zu beschäftigen. Wo kommen sie her, wie sind sie gemacht, welche Inhaltsstoffe haben sie und was bewirken diese in meinem Körper? Für dieses Bewusstsein fehlt in der modernen Ernährung oft der Raum. Schnell muss es gehen, unkompliziert sein und gut schmecken, billig soll es auch sein und am besten nicht zu viel Nachdenken erfordern.

Dabei wird vernachlässigt, welchen Einfluss Nahrung auf unsere körperliche und seelische Gesundheit hat und auch, welchen Preis die Natur für unseren oft gedankenlosen Umgang mit Ernährung hat. In diesem Buch geht es um meine ganz persönliche Lebensreise unter den Vorzeichen der Diagnose »Samter-Trias« und die Erfahrungen, die ich dabei gemacht habe.

Ist das gut für mich?

Überhaupt ist das das Thema meines Lebens und dieses Buches: „Ist das gut für mich?“ Diese Frage stellen wir uns viel zu selten und verlieren so den Kompass für ein Leben im Einklang mit uns selbst. Dieses Buch soll eine Hilfe zur Selbsthilfe sein, ein Impulsgeber für ein gesünderes und bewussteres Leben.

Was Nahrung bewirken kann, erstaunt mich immer wieder auf das Neue und deshalb ist es mir ein Anliegen, diese Sensibilität auch in anderen zu wecken.

Zusammenfassung

- Etwa ein Prozent aller Menschen ist von Samter-Trias betroffen

- Die Krankheit zeichnet sich durch Asthmaanfälle, dem Auftreten von Nasen-Polypen und einer Unverträglichkeit von Salicylaten wie etwa Acetylsalicylsäure, kurz ASS aus. ASS kennen die meisten von uns als Schmerzmittel.

- Die wenigsten wissen, dass es auch in vielen anderen Medikamenten, in zahlreichen Lebensmitteln und sogar in Kosmetika enthalten ist.

- Die Reaktion auf den Kontakt mit ASS kann für Patienten mit Samter-Trias tödlich sein. Zwar gibt es Medikamente und Therapien, doch fast alle haben auch Nachteile.

- Die wirksamste von allen, da sind sich alle Spezialisten einig, ist eine Lebensweise ohne Kontakt zu ASS.

- Also eine entsprechende Diät und die Vermeidung von Medikamenten und Kosmetika, allerdings ist diese auch die schwierigste und die, die meiste Aufmerksamkeit und Organisation erfordert.

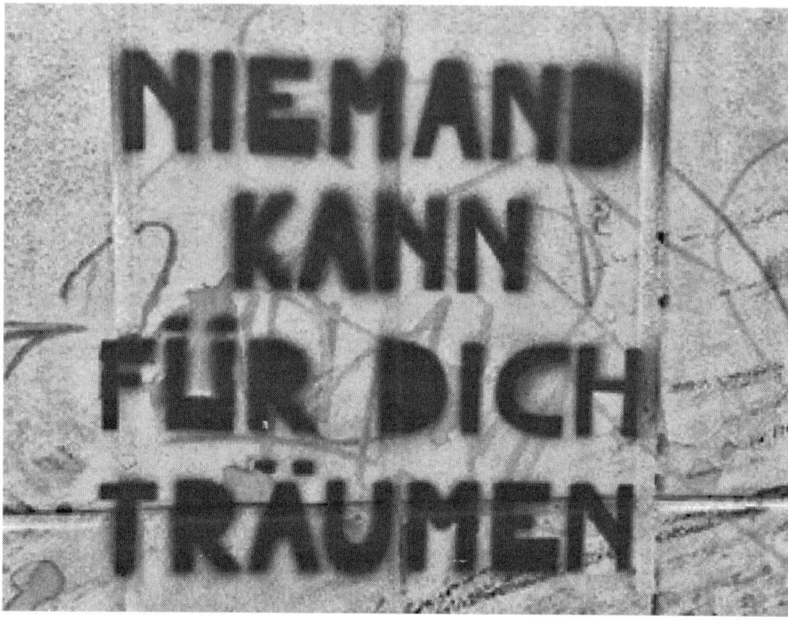

Danke ...

Ich danke Herrn Prof. Dr. Hörmann für seine einleitenden Worte, die vielen Gespräche und Fachsimpeleien ganz herzlich.

Ebenfalls gilt mein Dank all Denen, die mir geholfen haben, dass dieses Buch entstehen konnte.

An dieser Stelle möchte ich nochmals darauf hinweisen, dass die individuelle Ernährung wichtig ist und viel Leid ersparen kann.

In diesem Sinne wünsche ich Ihnen, liebe Leserinnen und Leser, dass Sie von meiner Samter-Trias-Reise profitieren.

TEIL I

»Das Bewusstsein der Geschöpfe
ist durch das Atemholen bedingt.«

Zhuangzi

1. Kapitel - Manchmal kommt es anders

Es ist Sommer geworden. Vor dem Fenster fliegt die Landschaft vorbei, während mein Mann Ed unseren Wagen in Richtung Allgäu steuert. Die Sonne steht hoch und heiß am Himmel, das gelbe Korn der Felder erzählt von Fülle und Überfluss.

Der ewige Kreislauf der Natur vollendet sich und ist doch immer anders. Es ist vorherbestimmt, wann die Blumen blühen und die Blätter wachsen, ebenso wie der Zeitpunkt, an dem sie verwelken und vergehen.

Was aber ist mit unserem Leben?
Wer gibt ihnen ihre Richtung vor?
Wer legt in ihnen an, welche Faktoren sie bestimmen?

Wer will ich sein und wo will ich hin?

»Es gibt nur zwei Dinge, die du entscheiden musst«,
sagte mein Großvater immer.
»Wer will ich sein und wo will ich hin?
Wenn du das weißt, dann musst du dir
über nichts mehr im Leben Gedanken machen.«

Ich sehe ihn noch jetzt vor mir stehen, damals im Volkspark in Hagen. Der Krieg war gerade vorbei und hatte die Stadt und uns getroffen. Gemeinsam mit meiner Mutter, ihrem Mann, meinem Stiefbruder und meinen Großeltern lebte ich in einer winzigen Wohnung. Man hatte uns ausgebombt, es gab keinen Wohnraum.

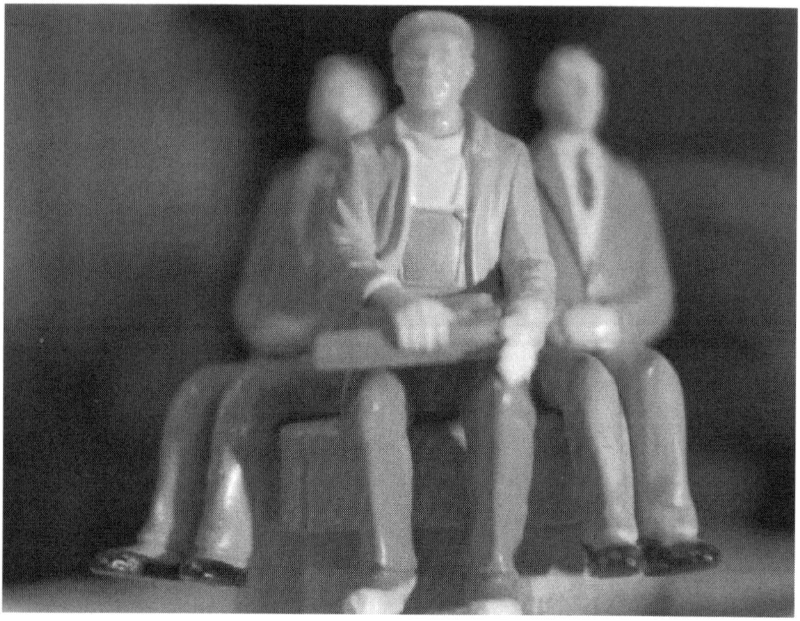

Es war nicht leicht, auf so engen Raum zu wohnen. Hinzu kamen der Hunger und die Ungewissheit. »Ich weiß gar nicht, wer ich sein kann«, antwortete ich nachdenklich und hüpfte im Zickzack um ein paar Kiesel, bevor ich stehen blieb.

Mein Großvater zwirbelte an seinem Schnurrbart und lächelte mich an. »Das ist die falsche Frage, Rita. Du brauchst niemanden fragen, wer du sein darfst oder kannst. Nur du alleine entscheidest das.«

Ich verstand nicht ganz, was mein Großvater mir damit sagen wollte, doch ich mochte, wie er mich ansah und mit mir redete.

Manchmal glaubte ich, er und Großmama waren die einzigen Menschen auf der Welt, die mich wirklich sehen konnten. Für die anderen blieb ich oft unsichtbar, so als existierte ich nicht wirklich und umgekehrt war ich mir manchmal nicht sicher, wie real die Menschen waren, die für mein Leben wichtig waren. Von meinem Vater kannte ich nur Fotos.

Ich hatte keine bewusste Erinnerung an ihn; als er in den Krieg zog, war ich noch ein kleines Kind. Er kehrte nie zurück. Als Pilot war er für die Truppenversorgung im Osten zuständig und wurde mit seinem Flugzeug über Tschernobyl abgeschossen.

Die Nachricht erreichte uns erst viel später. Viele Männer waren im Krieg geblieben und selbst jetzt, wo er vorbei war, kehrten sie nicht zurück. »Kriegsgefangenschaft«, sagten die Leute und ich konnte mir nichts darunter vorstellen. Gab es also irgendwo einen Ort, wo all die abwesenden Väter und Söhne beieinander saßen und darauf warteten, wieder mehr als eine bloße Erinnerung zu werden?

Die Wunden, die der Krieg in die Städte gerissen hatte, waren überall zu sehen und dann gab es noch die anderen, die unsichtbaren Wunden, die die Menschen in ihren Herzen trugen. Ich kannte nichts anderes als Krieg, wie so viele in meiner Generation.

Ich wusste nicht, dass es Zeiten gab, in denen die Leute nicht jede Nacht aus Angst vor einem Fliegerangriff in einen Keller flüchteten, in denen keine Panzer durch die Städte rollten und es keine Lebensmittelmarken gab. Der Mangel beherrschte alles, der Mangel an den verschwundenen Vätern und Söhnen, an den Ehemännern, an Essen, an Hoffnung, an Freiheit.

Meine Mutter hielt den Mangel nicht gut aus. Sie hatte einen neuen Mann gefunden und ihn geheiratet. »Sag Papa zu ihm«, verlangte sie von mir, doch ich weigerte mich. Dieser Mann war nicht mein Vater, er war ein Fremder, der im Bett meiner Mutter schlief. Ich mochte ihn nicht, was auch daran lag, dass er nahezu jeden Abend betrunken nach Hause kam. Seine glasigen Augen, der Geruch, das alles befremdete mich. Meine Mutter schob es auf den Verlust meines Vaters.

Trafen wir jemanden auf der Straße, so konnte es geschehen, dass sie ihren Arm um mich legte und sagte: »Ja, die Rita, die ist eine ganz arme Kriegswaise.« Und dann sahen mich die Menschen mit einem so mitleidsvollen Blick an.

Ich hasste diesen Blick und ich verstand nicht, warum meine Mutter das tat. Warum war es ihr so wichtig, dass meine Geschichte Mitleid erregte? Warum erzählte sie nicht lieber von den Dingen, die ich gut konnte? Zeichnen zum Beispiel oder Lesen? War alles, was mich ausmachte, dass mein Vater tot in weiter Ferne lag?

Versuchte meine Mutter am Anfang noch, mich in das neue Familienleben mit einzubeziehen, so gab sie das spätestens bei der Geburt meines kleinen Bruders auf. Ab diesem Moment wurde ich unsichtbar für sie. Sie erzählte auch nicht mehr die Sache mit der Kriegswaise. Ich war da, in der gleichen Wohnung, aber irgendwie auch nicht und eigentlich war mir das ganz recht. Ich verbrachte meine Zeit ohnehin lieber mit meinem Großvater und meiner Großmutter.

Der italienische Großvater

Mein Großvater kam ursprünglich aus Italien. Auf Fotos konnte man sein tiefschwarzes Haar erkennen. Er war gelernter Uhrmacher und betrieb vor dem Krieg ein kleines Geschäft. Jetzt reparierte er Uhren am Küchentisch. Oft saß ich bei ihm und beobachtete ihn dabei.

»Eine Uhr ist eine perfekt aufeinander abgestimmte, winzige Maschine. Siehst du all die kleinen Zahnrädchen? Wenn nur eines nicht mehr funktioniert, dann steht die ganze Uhr still. Wenn man die Uhr aber pflegt, dann kann sie ewig in Betrieb sein – vorausgesetzt, man denkt daran, sie aufzuziehen«, erklärte er mir.

»Weißt du, Rita, das ist gar nicht so anders mit unserem Körper. Da ist auch alles miteinander verbunden. Steht ein Zahnrädchen still, dann funktionieren bald auch die anderen nicht mehr.«

Ich lachte bei der Vorstellung, dass es auch in mir lauter kleine Zahnräder gab und dass ein Uhrmacher meinen Bauch aufklappen und hineinsehen könnte. »Die meisten Menschen achten nicht darauf. Sie glauben, das Uhrwerk läuft immer weiter und weiter und wundern sich dann, wenn es stehen bleibt.«

»Dann gehen sie zum Arzt?« »Wenn sie Glück haben, gehen sie dann zum Arzt und finden einen, der sofort weiß, welches Zahnrädchen nicht funktioniert, doch das ist gar nicht so einfach.«

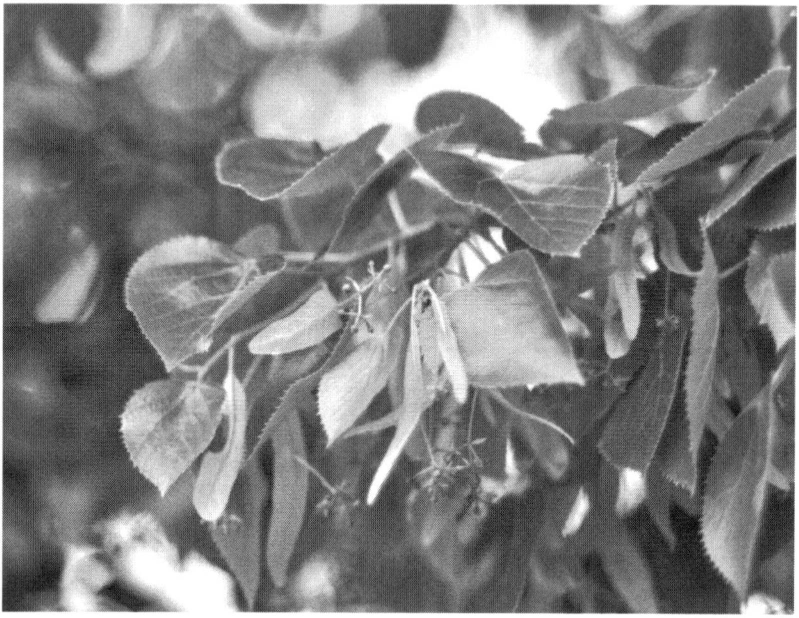

»Die Linde ist ein wahres Wundermittel«

»Wegen den ganzen Knochen und dem Blut und all das?«, fragte ich. Jetzt war es an meinem Großvater, darüber zu lachen. »Ja, genau, Rita. Auch deswegen.«

Nach dem Krieg gab es nicht nur wenig zu essen, es war auch nicht so leicht, an Medikamente zu kommen. Meine Großmutter hielt ohnehin nicht sonderlich viel von Ärzten und Apothekern und setzte lieber auf Hausmittel, die sie noch von ihrer Oma kannte.

So sammelten wir im Frühsommer, wenn die Linden blühten, die Blüten ein und trockneten sie, um aus ihnen bei Bedarf Lindenblütentee zu machen.

»Die Linde ist ein wahres Wundermittel«, schwärmte meine Großmutter, während wir die Blüten zum Trocknen ausbreiteten.

»Die Blüten helfen bei Husten, bei Halsschmerzen, bei Migräne und sogar bei Rückenschmerzen.« In diesem Moment war hinter der Wand, die unsere Wohnung von der Nachbarwohnung abtrennte, ein lautes Husten zu hören, das in ein furchtbares Keuchen überging.

Es klang, als bekäme jemand keine Luft mehr. Oma und ich hielten beide inne, dann aber hörten wir, wie unser Nachbar rasselnd nach Luft schnappte. »Es geht ihm nicht gut, dem armen Kerl«, erklärte meine Großmutter mit besorgtem Gesichtsausdruck. »Sollen wir ihm etwas Tee kochen?«, fragte ich.

»Das wird nicht viel helfen. Er hat Asthma. Das kann man nicht heilen.» «Ist deshalb der Krankenwagen so oft da?»
»Wenn ein Asthmaanfall kommt und nicht vorbeigeht, dann muss er in das Krankenhaus, sonst stirbt er. Er erstickt.«

Ich fand, dass das schlimm klang, denn ich mochte unseren Nachbarn. Er war ein freundlicher, zurückhaltender Mann, den seine Krankheit mehr oder weniger an die Wohnung fesselte. Er tat mir leid, denn die meiste Zeit war er ganz alleine. Ich dachte darüber nach, wie furchtbar es sein musste, eine Krankheit zu haben, für die es keine Heilung gab.

Gegen fast alle Wehwehchen, die uns betrafen, wusste Oma hingegen das richtige Heilmittel und füllte ihre Hausapotheke immer rechtzeitig vor dem Winter auf.

Wir sammelten auch Brennnesselblätter, die gemeinhin als Unkraut gelten, aber einen reinigenden Effekt haben, wie mir meine Großmutter erklärte und zum Beispiel bei Blasenentzündungen halfen. Von Frühjahr bis zum Spätsommer waren wir in den Wäldern und Wiesen rund um Hagen unterwegs und sammelten Kräuter,

Blüten und Wurzeln. Besonders den Spitzwegerich-Honig mochte ich, den Oma uns Kindern verabreichte, wenn wir Husten hatten.

»Die Natur hält für alles das richtige Heilmittel bereit«, sagte sie oft. »Manchmal muss man eben ein wenig herum probieren, bis man das findet, das einem hilft.« Das, fand ich, war so einleuchtend wie das, was mein Großvater mir über die Sache mit den Zahnrädern erzählt hatte.

Essen hält Leib und Seele zusammen

Nicht nur wegen ihrer Liebe zur Natur liebte ich meine Großeltern, sondern auch, weil sie das Leben zu genießen wussten, trotz Alter, Armut und verlorenem Hab und Gut. Meine Großmutter war gelernte Hauswirtschafterin und als solche verstand sie es, selbst mit den geringsten Mitteln köstliches Essen zuzubereiten.

Am liebsten mochte ich ihre Eintöpfe. Wenn mich nach der Schule der Geruch nach einem ihrer Eintöpfe begrüßte, dann hüpfte mein Herz. Von ihr lernte ich, wie man kochte und backte und ich hatte große Freude daran. »Essen hält Leib und Seele zusammen«, erklärte sie mir. »Wenn du die Menschen glücklich machen möchtest, dann bereite gutes Essen für sie zu.«

Das war nicht der einzige Grund, weshalb ich meine Großeltern liebte. Ich liebte sie auch, weil sie mich so sein ließen, wie ich war. Meine Mutter hatte sich stets daran gestört, dass ich »zu sensibel« war, wie sie es nannte. Aus ihrem Mund klang es wie eine Schwäche und das war es wohl für sie auch, wenn mich Kleinigkeiten zum Weinen brachten.

»Reiß dich doch mal zusammen!«, sagte sie dann und machte ein Gesicht, als sei ihr diese Gefühlsregung peinlich. Als jemand, der den Krieg erlebt hatte, hatte sie gelernt, dass man nicht weinte, ganz gleich, wie schrecklich das Erlebte war. Welches Recht hatte ich in ihren Augen dann, über die Dinge zu weinen, die mir widerfuhren, in einer Zeit, in der es keinen Krieg gab?

Als Kind verstand ich das nicht, ich verstand nicht, woher ihre Härte und ihr Unverständnis kamen, ich fühlte mich einfach abgelehnt und ungeliebt. Nicht so, wenn ich bei meinen Großeltern war.

Die Frage des Großvaters

Als mein Großvater starb, war ich unendlich traurig. Meine Großmutter entschied sich, als Hauswirtschafterin in Iserlohn zu arbeiten und zog in das Haus ihres Arbeitgebers. Ich blieb allein bei meiner Mutter, meinem Bruder und meinem Stiefvater zurück, doch fühlte ich mich hier immer verlorener und nicht willkommen.

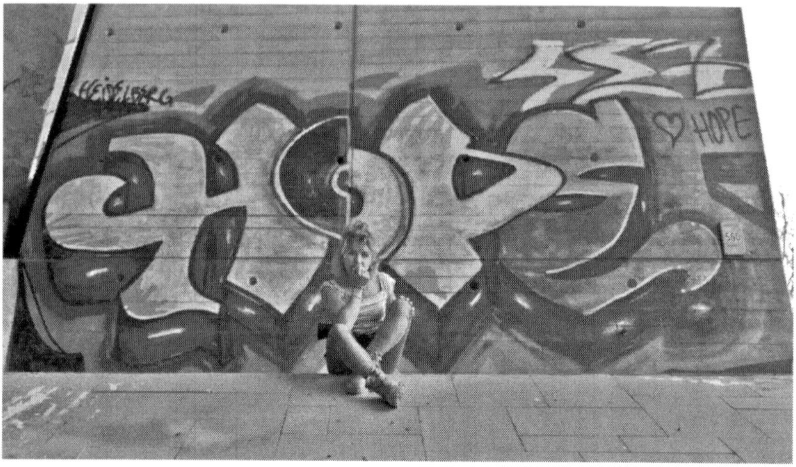

Die Frage, die mein Großvater mir damals gestellt hatte, konnte ich noch immer nicht beantworten, wohl aber wusste ich, dass ich nicht länger zu Hause wohnen wollte. Also schrieb ich mich an der Handelsschule ein und zog dann zu einer entfernten Verwandten nach Remscheid. Sie betrieb dort eine Metzgerei und konnte meine Hilfe gut gebrauchen, also begann ich bei ihr nach der Handelsschule, meine Lehre. Mir erschien dieser Beruf so gut wie jeder andere.

Damals, Ende der 1950er Jahre, war Essen sehr wichtig. Zu lange hatten die Menschen im Mangel gelebt, nun wurde deftig gekocht und gespeist. Die Wirtschaft brummte, den Familien ging es gut und das spürte man besonders beim Essen.

Braten, Wurst und andere Köstlichkeiten konnte es gar nicht genug geben. Dick wurden viele, doch das war nicht schlimm, denn dünn war man lange genug gewesen.

So mancher Wohlstandsbauch wölbte sich deutlich und auch die Frauen verloren ihre schlanke Linie. Für das Geschäft in Remscheid war das ein großes Glück, die Metzgerei war eine regelrechte Goldgrube.

Mir machte es Spaß, mich mit Essen zu beschäftigen. Wer ich sein und wo ich hinwollte, wusste ich aber noch immer nicht. Ich arbeitete und lernte und ansonsten blieb ich unsichtbar, was sich aber gar nicht schlecht anfühlte. Zu viel Aufmerksamkeit war mir schon immer unangenehm gewesen.

Währenddessen veränderte sich die Welt um uns herum und zwar schneller, als vielen lieb war. Die wilden 60er Jahre brachen an und mit ihnen traten Menschen auf die Bühne, die am liebsten alles umgeworfen hätten. Im Fernsehen zeigte man die langhaarigen Hippies, die von freier Liebe und Frieden träumten. Ich fand das alles sehr aufregend, doch ich mochte meine kleine, überschaubare Welt. Noch gab es da draußen nichts, das mich anzog.

Das änderte sich, als eines Tages Ed in der Metzgerei auftauchte. Ich arbeitete damals im Büro und er hatte seinen ersten Arbeitstag. Wenn es Liebe auf den ersten Blick gibt, dann erlebten wir sie wohl in jenem Moment. Seine Augen hefteten sich auf mich und ich spürte, wie ich rot wurde. Ja, er sah mich, er sah mich richtig.

Er kam jeden Tag wieder. Ich war schüchtern und zurückhaltend, doch er stellte mir jeden Tag eine neue Frage, bis ich schließlich einwilligte, mit ihm auszugehen. Ed stammte selbst aus einer Metzgerfamilie und hatte viele Träume.

Er wollte ein großes Geschäft mit vielen Angestellten und ihm war es wichtig, eine Frau zu finden, die all das mit ihm teilen würde. Wenn er mir von seinem Traum erzählte, dann klang das wie etwas, das ich mir für mich selbst auch gut vorstellen konnte, immerhin arbeitete ich bereits in einer Metzgerei und kannte mich damit gut aus. Und ich mochte Ed, wie er sich nannte.

Es war eine Kurzform für Edward, den englischen König, für den seine Mutter einst eine romantische Schwäche übrig gehabt hatte. Ed war aufrichtig und fleißig und bald schon gab es keinen Grund mehr, seinen Werbungsversuchen zu widerstehen.

Wir trafen uns regelmäßig und im Sommer 1968 fragte er mich, ob ich ihn heiraten wollte. Und ob ich das wollte! Wir heirateten in Frankfurt, wo Ed seine Meisterprüfung als Metzger ablegte und eine Ausbildung zum Koch machte. Vor der Eröffnung unseres eigenen Geschäfts wollte er noch viel lernen und ausprobieren. Wir wohnten in einer kleinen Wohnung und ich arbeitete im Büro eines großen Konzerns. Am Tage und unter der Woche sahen wir uns kaum, doch an den Abenden und am Wochenende sprachen wir über unsere Pläne, die immer mehr an Deutlichkeit gewannen.

»Der beste Ort für ein Geschäft dieser Art ist irgendwo im Süden, in Schwaben oder in Bayern. Da haben die Leute Geld und legen Wert auf Genuss und Gemütlichkeit. Hier in Frankfurt hat ja nie einer Zeit«, erklärte mir Ed und ich fand, das klang einleuchtend. »Am besten suchen wir uns eine Stadt, in der es zusätzlich auch Touristen gibt.« Er überlegte eine Weile. »Heidelberg«, sagte er schließlich. »Die Amerikaner sind ganz verrückt nach Heidelberg und die Touristen sind es auch. Es liegt im Süden und trotzdem zentral. Dort gehen wir hin.«

Überwältigendes Heidelberg

Schon am nächsten Sonntag unternahmen wir einen Ausflug nach Heidelberg und ich verliebte mich sofort in diese Stadt. Nicht nur das Schloss und ihre Lage verzauberten mich, auch die kleinen Gassen, die schönen Geschäfte und die Cafés. Ich fühlte mich sofort zu Hause.

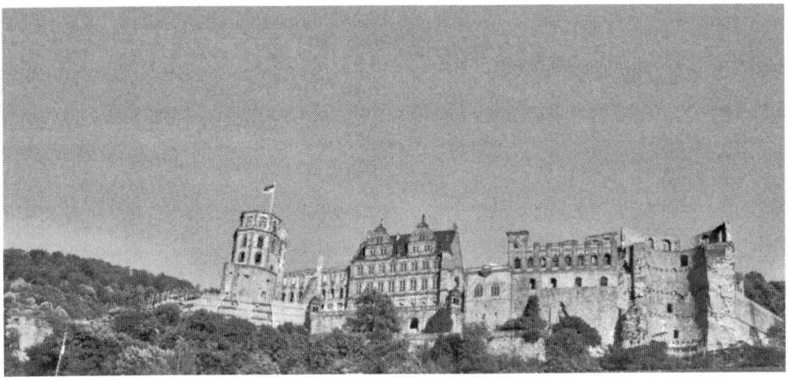

Ed war ein sehr gewissenhafter und gründlicher Mensch. Eines Tages las er einen Artikel über Feinkostgeschäfte in der Schweiz und war sofort fasziniert. Für ihn stand fest, dass wir in die Schweiz gehen und dort alles lernen mussten, was es über Feinkost und Catering zu wissen gab. Wir packten also unsere Sachen und gingen nach Zürich.

Schon am Bahnhof war ich überwältigt. Während bei uns die Bahnhöfe Orte des Drecks und des Verbrechens waren, saßen im Züricher Bahnhof fein gekleidete Reisende und ließen sich von Kellnern im Frack bedienen. Nie zuvor hatte ich in einem Supermarkt ein so großes und anspruchsvolles Angebot gesehen.

Unser erstes Geschäft

Zwei Jahre arbeiteten wir für ein großes Feinkost-Unternehmen und als wir nach Heidelberg gingen, hatten wir genug Wissen im Gepäck, um endlich unseren Traum umzusetzen. Das war er nämlich inzwischen. Ich wusste noch immer nicht, wer ich sein und wo ich hinwollte, doch was ich wusste, war, dass ich mein Leben mit Ed verbringen wollte. Er machte mich glücklich und so war sein großer Traum im Laufe der Zeit auch zu meinem geworden.

Im Heidelberger »Musebrotviertel« eröffneten wir unser erstes Geschäft. Damals kannte man in Deutschland zwar belegte Brote und Schnittchen, wir aber boten Canapés an, kleine belegte Köstlichkeiten, die schon beim Ansehen das Herz höher schlagen ließen.

Unser Angebot schlug ein wie die sprichwörtliche Bombe und bald schon konnten wir uns vor Catering-Anfragen kaum retten. Unsere Firma wuchs und wir expandierten. Eds Plan war aufgegangen und wir waren glücklich.

Inzwischen war ich Ende 20. Wir arbeiteten viel, bis zu 12 Stunden pro Tag, auch am Wochenende und schonten uns nicht. Ich wusste, dass Ed sich Kinder wünschte und auch ich konnte mir das gut vorstellen, immerhin gehörte das dazu.

Ich dachte mir zunächst nichts dabei

Als mir ständig die Nase zu laufen begann, dachte ich mir nichts dabei. Vermutlich war es ein Schnupfen, der bald wieder vorbei war. Doch der Schnupfen ging nicht vorbei.

Dafür kamen diese eigenartigen Probleme beim Atmen hinzu. Manchmal fühlte es sich an, als seien meine Lungen wie zugeschnürt und ich bekam keine Luft mehr. Ich schob es auf die viele Arbeit, doch eines Tages war die Luftnot so schlimm, dass Ed mich zum Arzt schickte. Er hörte mich ab und stellte mir viele Fragen. Dann bat er mich, Platz zu nehmen.

Etwas an seinem Gesicht verriet mir, dass etwas nicht stimmte, doch ich konnte mir nicht vorstellen was. »Sie haben Asthma«, sagte er schließlich. Im ersten Moment schüttelte ich den Kopf. Beinahe hätte ich sogar laut aufgelacht. Asthma, ich?

Die Diagnose

Dann dachte ich an das schreckliche Husten unseres Nachbars damals und die Erkenntnis traf mich mit voller Wucht. »Asthma?«, fragte ich. »Ganz sicher?«

»Ja, kein Zweifel. Wir wissen nicht sehr viel über diese Krankheit. Manchmal wird sie durch Husteninfekte ausgelöst, manchmal durch Allergien und manchmal durch alles zusammen.« Er sah mich ernst an.

»Was wir aber wissen ist, dass chronisches Asthma, so wie Sie es haben, nicht heilbar ist. Behandelbar ja, aber nicht heilbar.« Ich stand unter Schock. Ich klappte den Mund auf und wieder zu und versuchte zu verarbeiten, was ich da gerade gehört hatte.

Doch alles in mir weigerte sich, zu akzeptieren, welche Diagnose er gerade gestellt hatte. Das konnte nicht sein.
Das durfte nicht sein.

Das durfte nicht sein …

Ich hatte doch noch so viel mit meinem Leben vor! Ich hatte gerade geheiratet, ein eigenes Geschäft eröffnet, ich wollte Kinder, reisen, leben. Und das alles sollte jetzt vorbei sein? Von nun an sollte diese Krankheit über mein Leben bestimmen und nicht länger ich? Das war ich nicht bereit hinzunehmen. Ich blinzelte. Fast hoffte ich, ich würde aufwachen und feststellen, dass ich das alles nur träumte. Doch ich träumte nicht. Der Arzt sprach weiter.

»Ich werde Ihnen einige Medikamente mitgeben, die Sie jeden Tag und im Notfall einnehmen. Wenn ein Asthmaanfall kommt und Sie spüren, dass Sie keine Luft mehr bekommen, müssen Sie Kortison nehmen.« Ich riss die Augen auf. Das alles klang sehr ernst, zu ernst. Es hörte sich an, als sei mein Leben in jeder Sekunde in Gefahr, einer Gefahr, die man weder sehen noch hören konnte.

»Es ist vor allem wichtig, dass Sie abends darauf achten, wie es um Ihre Beschwerden bestellt ist. Es kommt immer wieder vor, dass Patienten in der Nacht einen Anfall haben und dabei sterben, ohne wach zu werden.«

Eine eiskalte Hand griff nach meinem Herz und drückte es fest zusammen. Im Schlaf sterben? Einfach so? Ich schloss die Augen und holte ein paar Mal tief Luft. »Hinzu kommt, dass Ihre Atemwege in der Nase durch Polypen verstopft sind. Das sind gutartige Wucherungen, die bei Asthma besonders häufig auftreten, warum, das wissen wir nicht. Wir sollten sie in einer kleinen Operation entfernen, damit Sie wieder besser Luft bekommen.«

Als ich die Arztpraxis verließ, bewegte ich mich wie in Trance. Zwar hatte ich gehört und verstanden, was mir der Arzt gesagt hatte, doch das alles fühlte sich nicht so an, als habe es etwas mit mir zu tun. In meiner Lebensplanung kam keine chronische Krankheit vor, vor allem keine tödliche. Mein Leben hatte doch gerade erst begonnen!

Wie war das möglich? Warum strafte mich das Leben, das Schicksal, auf diese Weise? Was hatte ich falsch gemacht? Und wie sollte ich damit weiterleben?

Wie ein großer, dunkler See

Meine Verzweiflung war so groß, dass sie wie ein dunkler See über mir zusammenschlug. Ich wusste nicht, wie ich damit umgehen sollte. Wie sollte ein normales Leben so noch möglich sein? Jederzeit davon bedroht zu sein, dass ein neuer Asthmaanfall mich vielleicht umbrachte?

Ich brauchte einige Tage, um mit Ed darüber zu sprechen. Mit dem neuen Geschäft blieb uns ohnehin sehr wenig gemeinsame Zeit, meistens waren wir von früh morgens bis spät abends auf den Beinen und arbeiteten, auch am Wochenende.

Es tat mir leid, dass meine Diagnose nun auch für seine Lebensplanung einen solchen Einschnitt bedeutete. Immerhin hatte er mich in der Annahme geheiratet, ich sei gesund und uns stünde ein langes, gemeinsames Leben bevor. Danach sah es nun wirklich nicht aus. Ed nahm es mit Fassung, doch ich sah ihm an, dass er Zeit brauchte, um überhaupt zu realisieren, was diese Information bedeutete.

Er bot mir Trost und Unterstützung an und versprach mir, dass wir auch das gemeinsam durchstehen würden. Meine Verzweiflung wurde dadurch nur noch größer, denn jetzt empfand ich zusätzlich auch noch Schuldgefühle, weil ich meinen Mann damit belastete.

Unser Leben stand Kopf

Alles, was wir uns aufgebaut hatten, war in Gefahr. Wenn das Asthma schlimmer wurde, würde ich nicht mehr mit im Geschäft arbeiten können. An Kinder war nicht zu denken. Als mir das klar wurde, begann ich zu weinen und weinte viele Nächte hindurch. Auch konnte ich mit niemandem darüber sprechen, aus Angst, dass das unser Geschäft gefährden würde. Ich bekam viele Medikamente, unter anderem auch Kortison.

Das half gegen die Atemnot, doch gegen die Polypen war es machtlos. Niemand konnte mir sagen, was das Asthma ausgelöst hatte – und was ich tun konnte, um es zu lindern. Mir war nicht wohl dabei, die starken Medikamente zu nehmen, ich spürte aber, dass sie mir zumindest kurzzeitig halfen. Ich kaufte mir jedes Buch, das ich finden konnte. Damals wusste man bereits, dass chronisches Asthma verschiedene Ursachen haben konnte, genetische, allergische, durch Infektionen bedingte.

Wodurch genau es ausgelöst wurde, wusste man allerdings nicht und das machte mich wahnsinnig. Es musste doch einen Weg geben, dieser Krankheit zu begegnen, außer mit Medikamenten für den Akutfall, die so viele Nebenwirkungen hatten, dass sie selbst schon fast wieder eine eigene Krankheit waren.

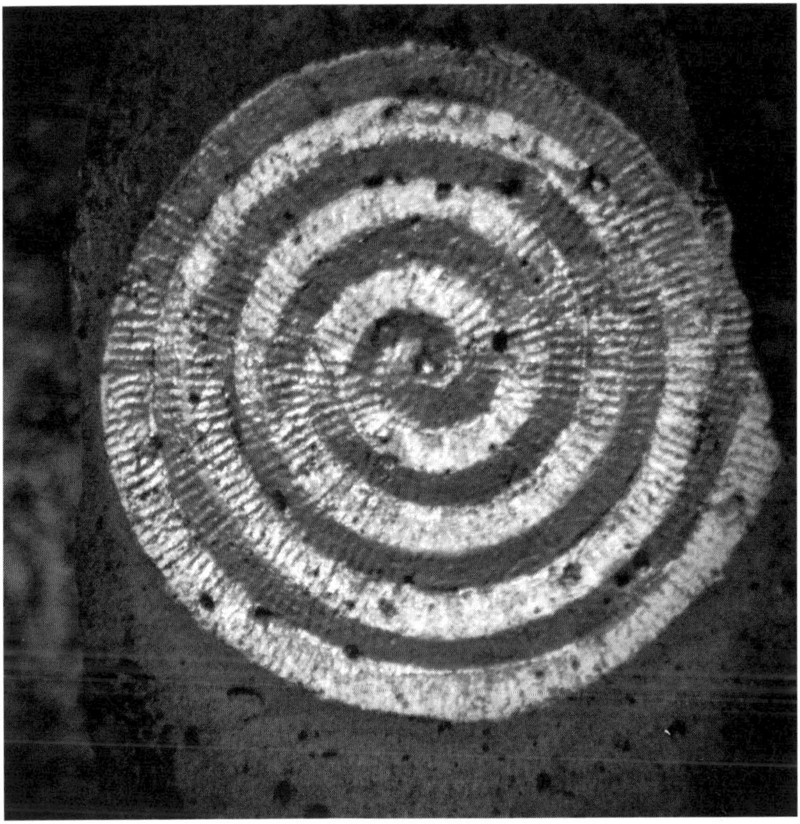

Vor lauter Kummer aß ich immer weniger und nahm immer mehr ab. Essen machte mir keine Freude und ich hatte keine Freude daran. Ganz gleich, welche Köstlichkeiten wir in unserem Laden zubereiteten, ich hatte keinen Appetit.

Zunächst sah es so aus, als ginge es nur noch bergab, als gäbe es kein Entkommen aus meinem Schicksal.

Ich musste lernen, mich damit zu arrangieren und wusste doch nicht, wie. Es war schwer, mir nach außen nichts anmerken zu lassen und ständig so zu tun, als sei alles in Ordnung.

In mir drin herrschten Trauer und Verzweiflung, gemischt mit Angst und auch Wut. Wut darüber, dass ausgerechnet ich krank war und dann auch noch eine Krankheit, die man nicht heilen konnte. Ich wollte auf keinen Fall so sterben und auch kein Pflegefall werden.

Doch dann geschah etwas ganz und gar Unerwartetes. Meinem Mann zu Liebe aß ich zumindest hin und wieder ein paar Kartoffeln oder etwas Reis, mal eine Suppe oder einen Quark.

Da mir nichts mehr schmeckte, waren mir weder Gewürze noch Süße wichtig. Dabei fand ich zufällig heraus, dass meine Symptome sich schlagartig besserten, wenn ich sehr eingeschränkt aß, also wie in der Fastenzeit nur noch Suppen und Tee zu mir nahm.

Als ich das erste Mal bemerkte, dass ich besser atmen konnte und mich auch allgemein wohler fühlte, wenn ich mich so ernährte, hielt ich es für einen Zufall. Hatte ich nicht in einem der Bücher gelesen, dass die Erkrankung in Wellen verlief? Das war vermutlich so eine Welle, doch bald würde es mir wieder schlechter gehen. Genauso geschah es auch.

Sobald ich wieder einigermaßen normal aß, kehrten die Symptome zurück. Konnte das ein Zufall sein? Ich begann wieder zu fasten und siehe da - die Symptome besserten sich erneut.

Was meine Krankheit mir sagen will

Es gab damals bereits einiges an Literatur zu der heilenden Wirkung des Fastens und die las ich, ohne darin eine Erklärung für die wundersame Verbesserung meines Zustands zu finden. Fasten konnte den Allgemeinzustand und das Wohlbefinden steigern, aber keine Symptome nahezu vollständig zum Verschwinden bringen. Woran lag das?

Ich fühlte mich allein und hilflos und einer Krankheit ausgeliefert, die sich nicht fassen ließ. Einen Beinbruch kann man schonen, eine Erkältung auskurieren, doch mit meiner Erkrankung konnte ich nichts anfangen. Ich begann Bücher zu lesen, darunter auch von Rüdiger Dahlke »Krankheit als Weg«.

Ich versuchte, zu verstehen, was meine Krankheit mir sagen wollte, doch statt Erkenntnis zu gewinnen, blieb nur das Gefühl, noch immer nicht genug über sie zu wissen.

Allein, hilflos und ausgeliefert

Was damals niemand ahnte: Das Asthma und auch die Polypen waren nicht die eigentliche Erkrankung, sondern nur Symptome. Solange ich den Auslöser nicht kannte, mussten alle Versuche vergeblich bleiben. Ich dachte über alle möglichen Auslöser nach. Lag es am Stress im Geschäft? An Umweltgiften? An meiner Ehe? War vielleicht sogar das Unglück in Tschernobyl schuld? Nichts davon fühlte sich stimmig an.

Schließlich ging ich zur ersten Polypen-Operation in das Krankenhaus. Sie war schnell vorbei und in der Tat konnte ich danach wieder viel besser atmen.

Fast glaubte ich, der Krankheit ein Schnippchen geschlagen zu haben und wieder ganz gesund zu sein. Doch die Polypen kamen wieder und das sehr schnell. Insgesamt 19 Mal wurde ich operiert, oft innerhalb kürzester Zeit. Die Polypen wuchsen buchstäblich über Nacht und dann aus meiner Nase heraus. Am Morgen klebte ich mir die Nasenlöcher mit einem Pflaster zu, damit die Kunden das nicht sahen, bis ich einen neuen OP-Termin hatte.

Fastete ich, ging es mir besser, doch niemand kann dauerhaft fasten. Irgendwann musste ich wieder Brot und Nudeln und andere Dinge essen und dann kamen die Beschwerden sofort wieder.

Ich begann, einzelne Nahrungsmittel wegzulassen, um herauszufinden, ob das Asthma und die Polypen durch sie verschlimmert wurden, doch ein richtiges System zeigte sich nicht. Beim Skifahren hatten wir damals ein Ehepaar kennen gelernt und uns mit ihnen angefreundet. Inge und ihr Mann waren beide Ärzte und kamen aus der Nähe von Mannheim. Inge war Anästhesistin und gab sich alle Mühe, zu der Ursache meiner Krankheit vorzustoßen, doch auch sie tappte im Dunkeln.

»Ich weiß wirklich nicht, was wir mit dir noch machen sollen, Rita«, sagte sie zu mir, als ich wieder einmal bei ihr war und mich hundeelend fühlte.

»Es gibt eine Sache, die aber bislang kaum erforscht ist. Ich habe dazu ein spannendes Buch. Vielleicht findest du darin ja etwas, das dir hilft.«

Sie ging zu ihrem Bücherregal und zog ein Buch hervor. Sein Titel war »Allergie gegen Nahrungsmittel und Chemikalien« von Dr. Richard Mackarness. Der vielsagende englische Titel »Not all in the mind«

deutete auf den Anlass hin, aufgrund dessen er sich mit den Auswirkungen von Lebensmittelallergien beschäftigt hatte.

Ende der 1970er Jahre hatte er eine Patientin erlebt, die zu gewalttätigen Ausbrüchen gegenüber ihren Kindern neigte, für die es keine Erklärung gab. Durch eine vorsichtige Diät, in der alle für eine Allergie in Frage kommenden Lebensmittel weggelassen und nach und nach ausprobiert wurde, auf was sie reagierte, konnte sie mit wenigen Einschränkungen ein beschwerdefreies, normales Leben führen.

Auf der richtigen Spur

Für Mackarness war das ein »Aha«-Erlebnis. Nahrung, vor allem die industriell verarbeitete, kann krank machen und zwar auf vielfältige Weise, sie kann sogar unsere Seele und unseren Geist krank machen und die seltsamsten Symptome hervorrufen.

Bemerkenswerterweise deckte sich das mit den Erfahrungen, die ich während meiner Fastenkuren gemacht hatte, allerdings musste ich auf jene inzwischen verzichten, weil ich sehr viel Gewicht verloren hatte.

Immerhin aber war ich nun auf der richtigen Spur: Meine Symptome hatten etwas mit der Ernährung zu tun. Als ich meinem Hausarzt davon erzählte, wollte er davon nichts wissen.

Die Allergologie steckte damals noch in den Kinderschuhen und mit Umweltgiften oder Giften in der Nahrung wollte sich niemand beschäftigen. Noch heute ist es so, dass die Menschen darüber am liebsten nichts hören möchten. Essen ist dazu da, uns satt zu machen und gesund zu halten. Es ist Genuss und Lebensfreude. Es spendet uns Energie.

Dass es uns auch krankmachen kann, und zwar jenseits von Fettleibigkeit und Diabetes, darüber möchte kaum jemand sprechen. Schon damals ahnte ich, dass es nicht nur mit den Nahrungsmitteln, sondern auch mit ihrer Verarbeitung zu tun hatte.

Internet gab es damals noch nicht, so dass ich bei meinen Recherchen auf mich allein gestellt war. Doch je mehr ich las, umso klarer wurde mir, dass es vor allem jene Stoffe waren, die Nahrung haltbar machten oder als Farbstoffe hinzugegeben wurden, auf die ich reagierte, also all das, was eigentlich gar nicht in das Essen hineingehört, sondern nur dazugegeben wird, damit wir es bequem im Supermarkt kaufen können.

Meine Freundin Inge überwies mich schließlich an die Hautklinik in Freiburg, wo man testete, ob ich vielleicht auch auf Medikamente allergisch reagierte.

Das Ergebnis war ein Schock:
Ich litt unter Acetylsalicylsäure-Intoleranz.

Wer nun denkt, das sei doch kein Problem, da es ja zu Aspirin etwa Alternativen gibt, der hat sich vermutlich noch nie die Inhaltsstoffe gängiger Lebensmittel angeschaut.

> Das Wissen um die Unverträglichkeit steckte damals noch in den Kinderschuhen und ich war auf mich allein gestellt.

Von Konservendosen über Chips bis hin zur Marmelade enthalten viele Acetylsalicylsäure als Konservierungsmittel, aber auch Kosmetika und sogar Beeren und Kräuter.

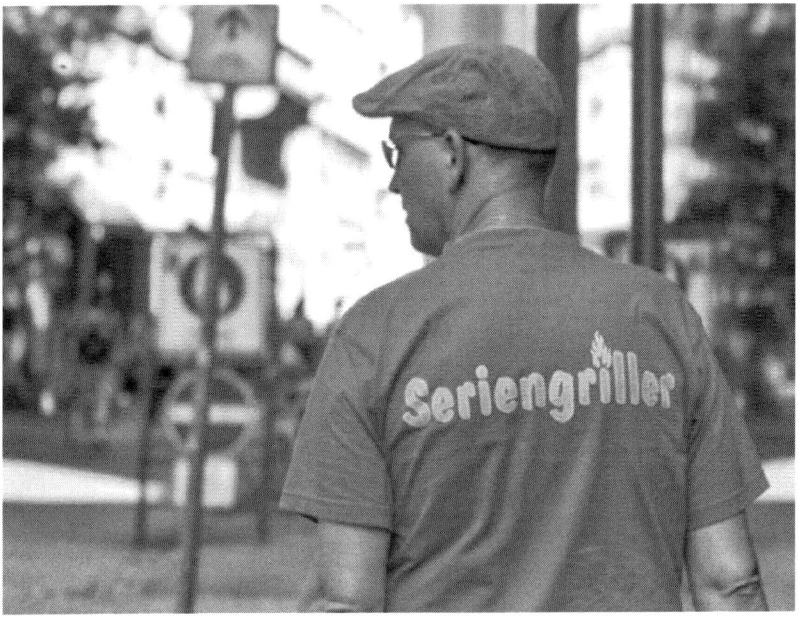

Samter-Trias

Zwar hatten bereits 1922 zwei Ärzte herausgefunden, dass die vermutlich genetisch bedingte Unverträglichkeit von Acetylsalicylsäure zu Asthma bronchiale und nasalen Polypen führen konnte und der Krankheit den Namen »Samter-Trias« oder nach einem ihrer Entdecker auch »Morbus Widal« gegeben, doch in der Folge hatte man kaum weitere Mühen in ihre Erforschung gesteckt.

Zusätzlich fand man in Freiburg heraus, dass ich auch noch unter Histaminunverträglichkeit litt, einer Krankheit, die vor allem bei Frauen ab 30 auftritt. Histamin ist ein körpereigener Stoff, der produziert wird, wenn wir uns verletzen oder uns ein Insekt sticht, aber auch, wenn wir etwas Verdorbenes essen. Es ist ein Teil der Körperpolizei.

Bei der Histamin-Unverträglichkeit ist nicht das Histamin selbst das Problem, sondern ein Mangel an dem Abbaustoff Diaminoxidase, kurz DAO.

Einige Lebensmittel unterdrücken die DAO-Produktion, so dass es zu einem Histaminüberschuss kommt, der von Kopfschmerzen bis zu Schwindel allerlei allergische Reaktionen auslösen kann.

Bei anderen Lebensmitteln ist der Histamingehalt so hoch, dass die körpereigene DAO-Produktion nicht ausreicht.

Heute kann man DAO vor dem Essen mit Tabletten zuführen, was allerdings nur eine Notfalllösung ist. Um symptomfrei zu sein, muss man eine strenge Diät halten.

Der Ansatzpunkt

Damals wusste man noch sehr wenig darüber. Dank dem Buch von Richard Mackarness verfügte ich jetzt über einen Ansatzpunkt, wie ich meine Symptome jenseits von Medikamenten beeinflussen konnte. Schlimmer noch: Einige der Medikamente, die man mir gegen das Asthma verschrieben hatte, enthielten sogar Acetylsalicylsäure oder Derivate.

Was mir hätte helfen sollen, hatte in der Vergangenheit meine Symptome sogar noch verstärkt. In Freiburg erhielt ich zwar endlich die Antworten, nach denen ich so lange gesucht hatte, und kannte die Ursache für das Asthma, doch wie ich damit umgehen sollte, das wusste ich nicht. Unbehandelte Nahrungsmittel zu bekommen, war gar nicht so einfach und sie frisch zuzubereiten, kostete Zeit.

Zusätzlich reichte es nicht, nur Frisches zu essen, denn wenn ich die falschen Nahrungsmittel kombinierte, bekam ich trotzdem Symptome. Zusätzlich musste ich nun ständig darauf achten, ob etwas von dem, was ich aß oder zu mir nahm, Acetylsalicylsäure enthielt.

Mein Leben war noch komplizierter geworden und eine Hoffnung auf Heilung oder dauerhafte Besserung gab es nicht. Doch ich war nicht bereit, aufzugeben. Ich wollte um mein Leben und um meine Gesundheit kämpfen.

Ich verzichtete eine ganze Weile auf alle möglichen Lebensmittel, darunter Konserven, alles, was Farbstoffe enthielt oder besonders gereift war: Käse, Wein, nicht fangfrischer Fisch.

Mir blieb nichts anderes übrig, als immer wieder auszuprobieren, was ich vertrug, und was nicht und mir auf diese Weise einen eigenen Fahrplan zu erstellen.

So verzichtete ich beispielsweise fast ganz auf Obst, da dieses viel Acetylsalicylsäure enthält (frische Lebensmittel enthalten zumeist sehr wenig Histamin, je länger sie lagern, umso mehr Histamin entsteht. So hat Sauerkraut beispielsweise einen sehr hohen Histamingehalt).

Lesetipp: Für die nächsten Seiten sollten Sie sich etwas Zeit nehmen - oder das Kapitel gleich überspringen. Je nachdem, ob und wie intensiv Sie sich für die wissenschaftlichen und medizinischen Details und Hintergründe interessieren.

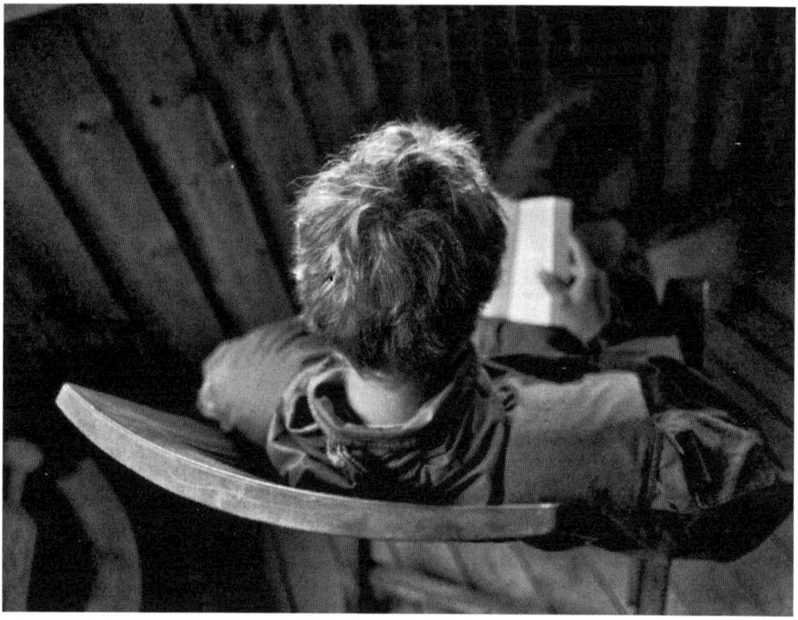

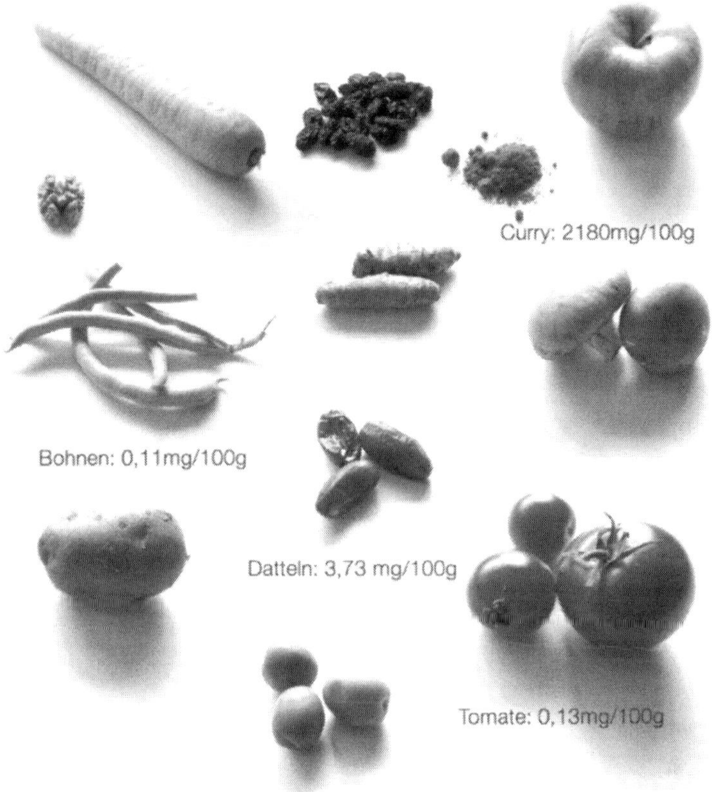
Curry: 2180mg/100g
Bohnen: 0,11mg/100g
Datteln: 3,73 mg/100g
Tomate: 0,13mg/100g

Salicylsäuregehalt verschiedener Lebensmittel -
bald mit dem Handy messbar?

2. Kapitel - Diagnose Samter-Trias

- Samter-Trias, auch Morbus Samter, Morbus Widal oder fälschlicherweise ASS-Unverträglichkeit genannt, ist eine Erkrankung, von der rund ein Prozent der Erwachsenen in Deutschland betroffen ist.

- Die Krankheit zeichnet sich durch eine Unverträglichkeit von Acetylsalicylsäure, Asthma bronchiale und Polyposis nasi, also die Entstehung von Polypen aus.

- ASS-Unverträglichkeit ist nicht richtig, weil sich die Überempfindlichkeit auch auf sogenannte nicht steroidale Antiphlogistika, kurz NIAD, erstreckt.

- Zu ihnen gehören auch die Medikamente Metamizol, Piroxicam, Ibuprofen, Diclofenac und Indomethacin.

- In der Fachliteratur wird Samter-Trias inzwischen als Aspirin-Exacerbated-Respiratory Disease (AERD) bezeichnet. Es wird als eine erworbene Unverträglichkeit beschrieben, die vor allem Frauen ab 30 trifft. Warum das so ist, ist bislang nicht erforscht, allerdings ist es bezeichnend, dass das auch für die Histamin-Unverträglichkeit gilt, unter der ich ebenfalls leide.

- Die allergischen Reaktionen auf Stoffe aus diesen Gruppen, etwa Acetylsalicylsäure, kurz ASS, können so stark ausfallen, dass sie lebensbedrohlich werden. Ein allergischer Schock ist ebenso möglich wie das Ersticken bei einem Asthmaanfall.

- Durch das Asthma und das Anwachsen der Polypen ist die Lebensqualität stark eingeschränkt, zusätzlich erfordert es sehr viel Aufmerksamkeit, den Kontakt mit Acetylsalicylsäure zu vermeiden, damit die Symptome nicht immer schlimmer werden.

- Studien gehen davon aus, dass rund 10 Prozent aller Asthmatiker unter Samter-Trias leiden.

Die Geschichte der Acetylsalicylsäure

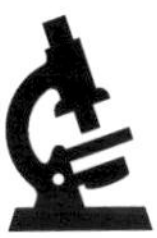

Acetylsalicylsäure kam um 1920 als Schmerzmittel auf den Markt, kurz darauf erforschten die beiden Ärzte Widal und Samter, dass die Einnahme des Schmerzmittels zu allergischen Reaktionen führen konnte, die chronisch werden.

Der Grund ist eine Störung im Abbau von Arachidonsäure.

Dabei handelt es sich um eine mehrfach ungesättigte Fettsäure, die in tierischen Fetten vorkommt. Der Körper baut Arachidonsäure aber auch selbst aus Linolsäure auf.

Er braucht die Arachidonsäure als Baumaterial für Botenstoffe, die bei Entzündungen und Verletzungen ausgeschüttet werden und dafür sorgen, dass der Körper auf diese Gefahren sofort und umgehend reagiert, um eine Entzündung oder eine Infektion zu verhindern.

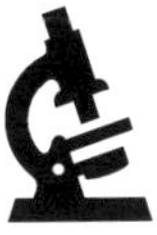

Man nennt diese Botenstoffe Eicosanoide und sie gliedern sich in Leukotriene, Prostaglandine und Thromboxane auf. Wie genau Eicosanoide im Körper wirken, ist bislang noch nicht vollständig erforscht, allerdings weiß man, dass ihre Wirkung sogar gegensätzlich sein kann.

Leukotriene fördern Entzündungen und verengen Blutgefäße und Bronchien, während Prostaglandine beides erweitern, was sie zu einem beliebten Dopingmittel macht.

In welche Eicosanoide die Arachidonsäure umgewandelt wird, hängt davon ab, welches Enzym die Umwandlung steuert.

Prostaglandine sind auch für Fieber und Schmerzen verantwortlich, also die Reaktion des Körpers auf eine Verletzung oder einen Infekt.

Will man ihre Wirkung unterdrücken, so gelingt das zum Beispiel, indem man das Enzym Coclyoxigenase hemmt, mit dem es aus der Arachidonsäure umgewandelt wird. Medikamente, die so wirken, nennt man COX-Hemmer. Salicylsäure ist so ein COX-Hemmer.

Die erwähnten NSAID hemmen ebenfalls Coclyoxigenase, allerdings auf andere Weise.

Ist die Produktion von Coclyoxigenase künstlich eingeschränkt, führt das dazu, dass mehr von dem Enzym Lipoxygenase (LOX) zu Leukotrienen umgewandelt wird, was Bronchien und Blutgefäße verengt.

Menschen mit Samter-Trias sind so empfindlich, dass sie darauf mit Asthma reagieren. In den Nebenhöhlen bewirkt der Kontakt mit Salicylsäure eine chronische Entzündung der Nasenschleimhaut, auf die der Körper mit der Bildung von Polypen, gutartigen Wucherungen reagiert.

Das Atmen fällt schwer, Geruch- und Geschmackssinn sind eingeschränkt und häufig entstehen Kopfschmerzen.

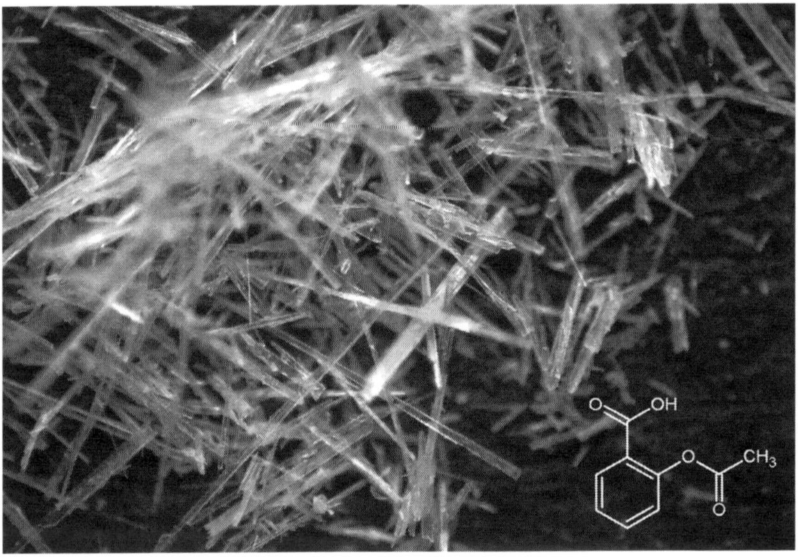

Makro-Aufnahme von ASS-Kristallen, rekristallisiert aus Wasser (Photo: Steve Mike Neef, Wikipedia)

Samter-Trias behandeln

Heilen lässt sich diese Unverträglichkeit bislang nicht. Es gibt Medikamente mit Wirkstoffen wie Montekulast und Zafirlukast, die die Leukotrienen blockieren. Man nennt sie deshalb auch Leukotrienantagonisten.

Sie reduzieren die Asthmasymptome und helfen bei Asthamanfällen, die durch den Kontakt mit Salicylsäure ausgelöst werden. Asthmamittel lindern zwar das Asthma, gegen die Polypen helfen sie aber nicht. Deshalb sind dann immer wiederkehrende Operationen der Nebenhöhlen notwendig.

- **Die Adaptive Desaktivierung**

Die sogenannte »Adaptive Desaktivierung« wurde 1976 in den USA entwickelt. Die Ärzte Zeiss, Lockey, Stevenson und Kollegen beobachteten, dass es nach dem Kontakt mit Salicylsäure ein Zeitfenster zwischen 24 und 72 Stunden gibt, indem ein erneuter Kontakt mit dem Auslöser die Entstehung von Symptomen unterdrücken kann.

Wie genau die »Adaptive Desaktivierung« funktioniert, wird im nächsten Kapitel aufgezeigt. Sie hat den Nachteil, dass sie zwar gut gegen die Polypen wirkt, häufig aber nicht gegen das Asthma, und eine Reihe von Nebenwirkungen mit sich bringt.

- **Zileuton**

In den USA gibt es das Medikament Zileuton, mit dem die Bildung des Enzyms Lipoxygenase unterdrückt wird, allerdings ist es in Deutschland bislang nicht zugelassen.

- **Kontakt mit Salicylsäure vermeiden**

Eine weitere Möglichkeit ist, jeden Kontakt mit Salicylsäure zu vermeiden, angesichts des vielfältigen Vorkommens eine echte Herausforderung.

Tatsächlich ist das die einzige Therapiemethode, die sowohl das Asthma als auch die Entstehung von Polypen verhindert. Aber sie erfordert, jeden Tag auf die Ernährung und Einnahme von Medikamenten zu achten. Weil damit viel Engagement und auch Organisation einhergeht, scheuen sich viele Betroffene davor.

Im Alltag haben viele Berufstätige kaum eine Chance, ständig nur ausgewählte Lebensmittel zu sich zu nehmen.

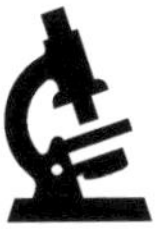

Keine Allergie, sondern eine Unverträglichkeit

Samter-Trias ist keine Allergie, sondern eine Unverträglichkeit.

- **Bei einer Allergie** reagiert das Immunsystem auf Enzyme in der Nahrung und behandelt sie wie einen Krankheitserreger.

- **Bei einer Unverträglichkeit** ist das Immunsystem nicht beteiligt, sondern körperintern ist ein Abbauprozess gestört.

Kommt der Körper mit dem Stoff in Kontakt, reagiert er mit Juckreiz, Schwindel, Übelkeit, Schwellungen, Atemnot, Rötungen, Durchfall und Erbrechen. Eine Unverträglichkeit erstreckt sich dabei nie auf einen einzigen Stoff, sondern auf die gesamte Stoffgruppe.

Salicylate stecken in vielen Nahrungsmitteln

Bei Salicylsäure sind das die Salicylate, die auch in vielen Nahrungsmitteln von Gewürzen bis Obst und Gemüse vorkommen, etwa in *Curry, Kurkuma, Paprikapulver, Zimt, schwarzem Pfeffer, Anis, Senf, Ingwer, Basilikum, Oregano, Salbei, Champignons, Tomaten, Chicory-Salat, Radieschen, Orangen, Ananas, Datteln, Trauben, Aprikose, Kirschen, Pflaumen, Mandarinen, Himbeeren, Heidelbeeren, Johannisbeeren, Cranberries, Schwarzem Tee, Pfefferminze, Oliven, Olivenöl, Lebensmitteln mit Pfefferminz- oder Mentholgeschmack, Liquör, Wein, Rum.*

Bereits diese unvollständige Liste zeigt, wie viele ganz unterschiedliche Lebensmittel Salicylate enthalten und wie schwer es ist, sie zu meiden.

Gemüse schälen und wässern

Pflanzen setzen Salicylate ein, um Schädlinge abzuwehren. Deshalb befinden sie sich meistens direkt unter der Schale und das Schälen von Obst und Gemüse senkt den Gehalt von Salicylsäure deshalb schon erheblich.

Auch das Einlegen in Wasser für eine halbe Stunde löst die Salicylate aus den Lebensmitteln, wäscht aber auch Vitamine und Mineralien heraus. Salicylsäure kommt aber auch in Kosmetika wie Cremes und Salben vor.

Die individuelle Toleranzgrenze ist dabei verschieden. Bei manchen Betroffenen genügt eine geringe Menge, bei anderen eine viel höhere. Auch für einzelne Betroffene ist der Verlauf nicht immer gleich und die Toleranzgrenze schwankt.

Kortison und seine Nebenwirkungen

Kommt es zu einer akuten Reaktion, kann Kortison hilfreich sein. Kortison ist dem körpereigenen Botenstoff Cortisol sehr ähnlich, einem Hormon, das für die Regulierung des Stoffwechsels und der Immunabwehr zuständig ist. Es gehört zu den Glucocorticoiden.

Durch seinen Bestandteil Lipocortin-1 hemmt es die Entstehung des Enzyms PLA2 im Körper, das notwendig ist, um aus Arachidonsäure Eicosanoide herzustellen.

Durch die Einnahme von Kortison wird die allergische Reaktion unterdrückt und Entzündungen zurückgedrängt, allerdings kann die dauerhafte Einnahme oder eine zu hohe Dosierung zu Nebenwirkungen führen.

Die Infektanfälligkeit erhöht sich, Wunden heilen schlechter, Mineralien werden nicht mehr gut aufgenommen und es kann zu Wassereinlagerungen und Müdigkeit kommen.

Die Hemmung der Eicosanoidsynthese erklärt, warum unter der Einnahme von Kortison Wunden schlechter heilen und die Infektanfälligkeit herabgesetzt ist - die Botenstoffe, die dem Körper helfen, Verletzungen und Krankheiten zu bekämpfen, sind in geringerem Maße verfügbar.

Wie bereits erwähnt, kann der Körper Eicosanoide auch selbst aus Linolsäure herstellen. Sie entstehen dann statt aus Arachidonsäure aus Eicosapentaensäure, kurz EPA. Die so produzierten Eicosanoide unterscheiden sich zu denen aus Salicylsäure und lösen deshalb keine Unverträglichkeit aus.

Es liegt also nahe, den Anteil der Eicosanoide aus körpereigener Produktion zu erhöhen. Dazu müssen die richtigen Fettsäuren im richtigen Verhältnis zugeführt werden. Omega 6 Fettsäuren stammen aus ungeeigneten Pflanzenölen (Sonnenblumenöl oder Fleisch aus Masttierhaltung).

Die Omega 3 Fettsäure ist in fetten Fischen und daraus stammenden Fischölen zu finden, sowie Leinöl und Algenöl. Das optimale Mischungsverhältnis liegt bei 5:1.

In meiner Praxis durchgeführte Fettsäure-Analysen lagen durchweg bei 30:1. Dieses Verhältnis gilt als Faktor für stille Entzündungen.

Rapsöl hat ein hervorragendes Fettsäuremuster, kommt meistens aus Deutschland und ist ein perfekter Allrounder in der Küche.

Prinzipiell ist denkbar, die richtigen Eicosapentaensäuren dem Körper direkt zuzuführen, etwa durch Fischölkapseln, doch die Erfahrung zeigt, dass Patienten mit Samter-Trias diese häufig nicht gut vertragen. Für mich mit meiner zusätzlichen Histamin-Intoleranz sind sie ohnehin keine Option.

3. Kapitel - Leben mit der Diagnose

Zum Zeitpunkt meiner Diagnose gab es nur wenig verfügbare Informationen zu Samter-Trias. Es liegt nahe, dass die Erforschung nicht gerade zu den Lieblingsthemen der Pharmabranche gehört, ist doch eines der am häufigsten verwendeten Medikamente der Welt für die Symptome mit verantwortlich.

Die gute Wirkung von Kortison hatte ich bereits kennen gelernt, allerdings auch die Nebenwirkungen. Dauerhaft konnte ich damit nicht leben, dazu waren die Begleiterscheinungen zu stark. Die erwähnten COX-Hemmer gab es damals noch nicht, also blieben mir nur die üblichen Asthmamedikamente und wiederkehrende Operationen der Nebenhöhlen. Besonders das Asthma machte mir immer mehr zu schaffen. Ich war ständig erschöpft und bekam kaum Luft. Die Angst vor einem Anfall begleitete mich überall hin.

ASS-Desaktivierung

1987 schickte mich der Lungenfacharzt nach Davos in eine Asthmaklinik. Davos ist aufgrund seines Klimas besonders gut bei Asthma. Zusätzlich führte man dort die bereits erwähnte Desaktivierung von Acetylsalicylsäure durch.

Dabei wird dem Körper eine täglich höhere Dosis von ASS zugeführt, innerhalb des Zeitfensters, bevor sich Symptome zeigen. Auf diese Weise wird der Körper desensibilisiert, das bedeutet, er reagiert weniger empfindlich auf den Auslöser ASS als sonst.

Um den Effekt aufrechtzuerhalten, muss täglich eine bestimmte Dosis ASS eingenommen werden, was wiederum zu Nebenwirkungen führt.

Die Empfehlungen zur Höhe der Dosis sind von Studie zu Studie unterschiedlich und es gibt bislang keine weltweit verbindende Leitlinie für die Desaktivierung, so dass von Klinik zu Klinik unterschiedlich gehandelt wird.

Die dauerhafte Einnahme von etwa 100 mg ASS am Tag hat Folgen. ASS wirkt beispielsweise blutverdünnend, so dass schneller blaue Flecken entstehen.

Die Desaktivierung ist nicht ungefährlich und sollte deshalb auch nur in speziell geschulten Zentren mit entsprechender Ausstattung für den Notfall durchgeführt werden, da eine falsche Dosierung eine schwere bronchospastische oder anaphylaktische Reaktion bis zum Tod zur Folge haben kann.

Damals, Ende der 1980er Jahre, war diese Therapie noch nicht so umfassend erforscht wie heute und es kostete mich einige Überwindung, ihr zuzustimmen. Es kam mir falsch vor, meinem Körper ausgerechnet jenen Stoff in so hohen Dosen zuzuführen, den er nicht vertrug, doch andererseits wollte ich nichts unversucht lassen, um meine Beschwerden zu lindern, also ließ ich mich darauf ein.

Und tatsächlich: Meine Symptome wurden etwas besser, die Polypen in meiner Nase hörten auf zu wachsen. Allerdings stellten sich dafür neue Komplikationen ein.

Schon immer hatte ich unter schlimmen Regelschmerzen gelitten, was an Myomen in der Uterusmuskulatur lag. Aber unter dem Einfluss von Aspirin bekam ich so heftige Blutungen, dass der Arzt mir empfahl meinen Uterus zu entfernen, um die zukünftige Entstehung dieser Myome und die Blutungen zu verhindern.

Inzwischen war ich fast 40. Die letzten zehn Jahre hatte ich damit verbracht, gemeinsam mit meinem Mann unser Geschäft aufzubauen und zu führen, und ein Heilmittel oder zumindest einen Umgang mit meiner Krankheit zu finden. Den Kinderwunsch hatten wir immer weiter nach hinten verschoben und nun sah es so aus, als würde er nicht mehr wahr werden.

Das beschäftigte mich sehr lange und intensiv. Für mich hatte immer festgestanden, dass ich irgendwann Kinder bekommen würde.

Was bedeutete es für mein Leben,
mich davon zu verabschieden?
Was versäumte ich?
Beging ich einen Fehler?

Zweifel nagten an mir. Ich konnte diese Entscheidung nicht treffen, ohne diese Fragen für mich zu beantworten, andernfalls lief ich Gefahr, diese Entscheidung für immer zu bereuen.

Ich wählte dazu einen eher ungewöhnlichen Weg, auf den ich an späterer Stelle noch einmal eingehen werde, der mir aber die Gewissheit gab, dass ich mit der Entscheidung für eine Total-Op die richtige Wahl getroffen hatte. Was ich bereits gespürt hatte, wurde Wirklichkeit: Ich würde keine Kinder mehr bekommen können.

Das erfüllte mich trotz aller Beschäftigung mit dem Thema gleichzeitig mit Trauer und mit Erleichterung.

Was blieb, war die Erkenntnis, dass alles im Leben, ganz gleich wie unverständlich es uns vorkommt, einen Sinn hat.

Tief in mir wusste ich, dass das auch für meine Erkrankung galt, auch wenn ich das »Warum« noch nicht kannte.

Doch ich war bereit, nicht aufzugeben, bis ich es gefunden hatte.

Die häufigste Todesursache - Messer und Gabel

4. Kapitel - Der Weg führt nach innen

Das Leben geht manchmal seltsame Wege, wenn es uns etwas lehren möchte. Vielen Menschen ist das nicht bewusst, doch wir werden unser ganzes Leben lang aufgefordert, zu lernen und zu wachsen. Diese Aufforderung ist eine Art Einladung, wir können sie auch ausschlagen, werden aber dann feststellen, dass wir uns im Kreis drehen.

Die immer gleichen Muster wiederholen sich, wir entwickeln uns nicht weiter. Aus diesem Grund sind Schicksalsschläge und schwere Krankheiten für viele der Anlass, um sich mit sich selbst zu beschäftigen und zu wachsen.

Alles in unserem Leben ist auf das Außen gerichtet. Wir müssen Geld verdienen, Erfolg haben, attraktiv sein, uns mit dem beschäftigen, was um uns herum abläuft. Das kann uns so unter Strom setzen, dass wir vergessen, dass wir auch noch ein Innenleben haben.

Vernachlässigen wir unser innen, also die Bedürfnisse unserer Seele, dann findet sie über unseren Körper einen Weg, um uns das zu zeigen. Die Trennung von Geist, Körper und Seele ist ein Konzept, das seinen Ursprung in der Körperfeindlichkeit des Christentums hat. Mit diesem Erbe tragen wir bis heute schwer.

Vieles an unserem Körper kommt uns mangelhaft und falsch vor, wir betrachten uns nicht mehr als Einheit, sondern als Gegensätze, die im ständigen Konflikt stehen. Wir vergessen dabei, dass alles mit allem in Verbindung und Austausch steht und jedes Ungleichgewicht auf der einen Seite ein Ungleichgewicht auf der anderen nach sich zieht.

Zwar leben wir in einer modernen Welt, doch unsere Körper sind noch immer auf das ausgerichtet, was unsere Vorfahren in der Steinzeit vorfanden. Statt Fertigessen und Zusatzstoffen verlangt es unseren Körper nach frischen, regionalen Zutaten. Mit diesen kommt er am besten zurecht. Verweigern wir ihm diese, so macht das vielleicht einigen Menschen nicht viel aus, andere werden krank und bekommen Allergien.

Wir sind es gewohnt, die Symptome unseres nicht artgerechten Lebens mit Medikamenten zu bekämpfen, weil es leichter ist, regelmäßig eine Tablette zu nehmen, als unseren Lebenswandel zu verändern. In diesem Satz schwingt immer eine latente Schuldzuweisung mit, doch diese ist nicht ganz fair. In einer Welt, die sich immer schneller dreht, in der Leistung und ständige Anpassungsfähigkeit gefordert ist, bleibt kaum Raum, um zu entschleunigen und viel Zeit auf das Kochen und Zubereiten zu verwenden, so wie es meine Oma tat.

Statt den Einklang mit der Natur und unserer Umwelt zu suchen, verlagert sich unser Leben immer mehr in digitale Welten. Die Beschäftigung mit sich selbst und dem spirituellen Wachstum ist mühevoll und zeitraubend, da nehmen viele lieber eine Art Abkürzung und flüchten sich in Alkohol, Drogen und Ablenkung und wenn all das nicht mehr hilft, gehen sie in eine Therapie.

»Du bist, was du isst« – in dieser simplen Aussage steckt so viel Wahrheit. Unser Körper setzt sich aus dem zusammen, was wir ihm zuführen, im guten wie im schlechten. Bei einer Maschine, die nur mit schlechtem Treibstoff betrieben wird, wundert sich niemand, dass sie irgendwann kaputt geht, nur bei unseren Körpern setzen wir immer darauf, dass er auf wundersame Weise alles übersteht, was wir ihm zumuten.

Manche Menschen kommen damit besser zurecht, andere sind empfindlicher. Sie reagieren auf das, was unser Leben prägt und mahnen uns damit, uns zu besinnen. Wir sind nicht nur auf der Welt, um uns zu vergnügen, sondern auch, um etwas zu bewirken und unseren Seelen für die nächsten Leben etwas mitzugeben.

Ohne meine Erkrankung hätte ich mich vermutlich nie mit diesen Zusammenhängen beschäftigt, nach meiner Diagnose aber war die Auseinandersetzung damit für mich der einzige Weg, zu handeln. Samter-Trias ist nicht heilbar, nur behandelbar und wer wie auf welche Behandlung reagiert, ist sehr unterschiedlich.

Nachdem ich endlich das Wissen hatte, was genau die körperliche Ursache für meine Beschwerden war, wollte ich mich damit nicht zufrieden geben, sondern herausfinden, warum gerade mich dieses Schicksal ereilt hatte und stieß dabei auf einige überraschende Erkenntnisse – vor allem über mich selbst.

Zunächst versuchte ich, andere Betroffene – Leidensgenossen – zu finden und alle verfügbaren Informationen über die Erkrankung zusammenzutragen, um so besser mit ihr umgehen zu können.

Die Auseinandersetzung mit mir selbst

Deshalb gründete ich eine Selbsthilfegruppe mit anderen Betroffenen, doch gab ich die Mitarbeit dort schon nach einer Weile wieder auf, weil meine Beschäftigung mit den tiefer liegenden Ursachen dort auf wenig Gegenliebe traf.

Man wollte schnelle Lösungen statt langwieriger Beschäftigung mit sich selbst.

Aus einem Gefühl heraus war ich mir zu diesem Zeitpunkt bereits sicher, dass hinter meiner Krankheit noch eine tiefere, bedeutsamere Ursache steckte, die mit meinem Lebensweg und den Aufgaben auf diesem Weg zusammenhing.

Mir war es wichtig, diese Ursache zu kennen, um meine Erkrankung nicht länger als ungerechtes Schicksal zu erleben, sondern ihren Sinn zu verstehen - den Sinn, den sie für mein Leben und das anderer haben könnte.

1985 nahm ich in Ludwigshafen an mehreren Hypnosesitzungen teil. Zunächst war ich sehr skeptisch, damals war Hypnose als Therapiemethode noch relativ neu und es gab nicht viele, die sich mit ihr auskannten.

Doch ich kam in gute Hände und es gelang mir, anders als befürchtet, mich auf die Hypnose einzulassen, mit jeder Sitzung ein wenig mehr.

Ich erkannte, dass alles was mir in meinem Leben widerfahren war, meine Familie, die Diagnose, die Erkrankung und die Kinderlosigkeit, ein Teil des Lebensplans war, den ich selbst für mich entworfen hatte, bevor ich auf die Welt kam.

Von der Existenz dieser Transzendenz unseres Selbst war ich schon damals fest überzeugt. Es ist unser Willen, der darüber bestimmt, wer wir sind und wer wir sein werden, und zwar schon lange vor unserer Geburt und vor der Entstehung unseres Bewusstseins.

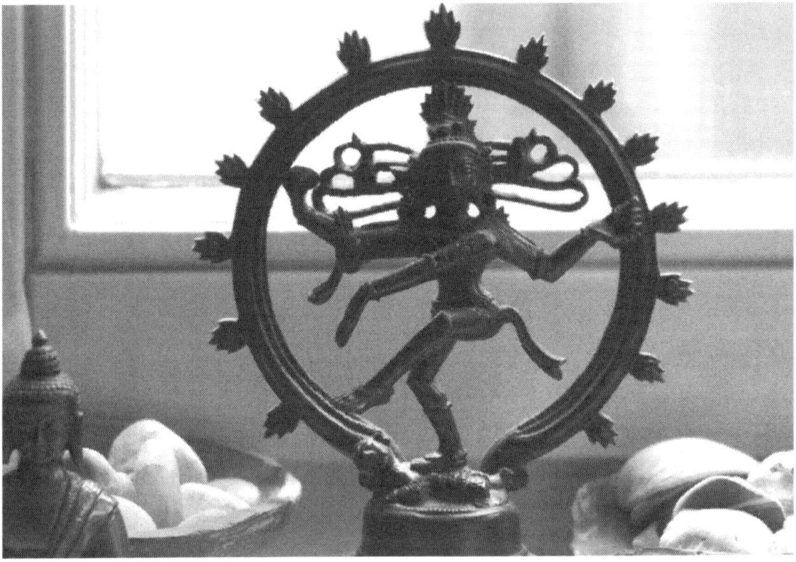

Es gibt einen Willen, der jenseits dieses Bewusstseins liegt und den man auch »Seele« nennen kann.

An der Aufgabe wachsen

In meinem Lebensplan hatte ich mir verschiedene Prüfungen und Aufgaben gestellt, an denen ich wachsen sollte.

Dazu gehörte der frühe Tod meines Vaters, mein Stiefvater, der mich aus der Familie drängte und meine Mutter, die nicht um mich kämpfte.

Immer wieder hatte ich die Wahl, ob ich statt auf meine eigene Wahrnehmung, mein Gefühl oder auf das hören sollte, was andere mir vorgaben.

Auf diese Weise sollte ich lernen, auf mich selbst zu vertrauen, selbst, wenn alle anderen mich für verrückt oder zu sensibel hielten. Es hat seinen Grund, warum wir alle unterschiedlich sind.

Es gibt jene, die sich durch forsches Auftreten, durch Mut, Widerstandsfähigkeit und Risikobereitschaft auszeichnen. Ihre Lebensaufgaben sind andere als meine. Das Kämpfen, Streiten, Aushalten, das war nicht meines. Meine Stärke war zugleich meine Schwäche.

Ich war sensibel, durch und durch, von der Seele bis zu den Fußspitzen, mein Körper war es, mein Herz und meine Wahrnehmung, und diese Sensibilität befähigte mich, Dinge wahrzunehmen, die für andere gar nicht existierten, etwa ein Bewusstsein dafür zu entwickeln, welchen Einfluss Nahrung auf uns hat und was unsere moderne Ernährung mit uns macht.

Aktuell mehren sich die Studien, die zeigen, dass Zusatzstoffe wie Glutamat und raffinierter Zucker unsere Psyche beeinflussen, gleiches gilt für den Hormonhaushalt durch zu viel Fett, sogar Demenz kann zumindest teilweise durch die falsche Ernährung, nämlich fettreich und viele tierische Eiweiße, ausgelöst werden.

Wenn man Kinder beobachtet, dann sieht man, dass wir eigentlich alle eine natürliche Sensibilität gegen falsche Ernährung mitbringen. Starke Gewürze, künstliche Geschmäcker, zu viel Zucker, Backtriebmittel oder konservierte Nahrungsmittel mögen ganz kleine Kinder nicht. Erst nach und nach werden sie daran gewöhnt, bis sie nicht mehr merken, dass ihnen dieses Essen nicht gut tut.

Eine neue Perspektive einnehmen

Sowohl die Samter-Trias als auch die Histamin-Unverträglichkeit, haben mich im Laufe der Jahre und durch viel Ausprobieren gelehrt, zu erkennen, welche Ernährung gut für mich ist und konsequent zu vermeiden, was mir schadet.

Wer sich in unserer Welt umschaut, sieht viele Menschen, die das Gefühl dafür verloren haben, was gut für sie ist, die sich bewusst schädliche Stoffe zuführen, um zu vergessen, ihre Leistung zu steigern oder sich für kurze Zeit besser zu fühlen. Die individuellen und gesellschaftlichen Folgen sind verheerend, doch in der Tat: Vermutlich kommt man in unserer Gegenwart besser zurecht, wenn man weniger fühlt und nicht zu viel.

Kein Wunder also, warum ich mir gerade diese Zeit und dieses Leben ausgesucht habe, um für die Sensibilität einzustehen, in einer Zeit, in der sie zur Krankheit wird, weil Profit und Wachstum wichtiger sind als ein gutes Leben und Gesundheit für alle. Lebensmittel sind in unserer Gesellschaft nicht, wie der Name vermuten lässt, dazu da, dass alle davon leben können und sich gut ernähren, sondern sie sind ein Mittel der Profitvermehrung.

Mit ihnen wird Geld verdient. Das ist ihr Zweck, deshalb wird auch in Kauf genommen, dass sie Menschen krank machen.

Mehrere Lobbygruppen tun alles dafür, dass kaum in das öffentliche Bewusstsein rückt, wie sehr uns die Künstlichkeit der Nahrung schadet, dennoch wandelt sich das Bewusstsein langsam und eine individuelle Entscheidung zu gesunder und bewusster Ernährung ist möglich, wenn man bereit ist, die dazu gehörigen Mühen auf sich zu nehmen und gegen den Strom zu schwimmen. Meine Krankheit brachte mich zur Rotationsernährung, der für mich wirksamsten und erfolgreichsten Methode, um sich gesund zu ernähren und Unverträglichkeiten und Mangelerscheinungen, aber auch Übergewicht, Nervosität und anderen nahrungsbedingten Problemen entgegenzuwirken.

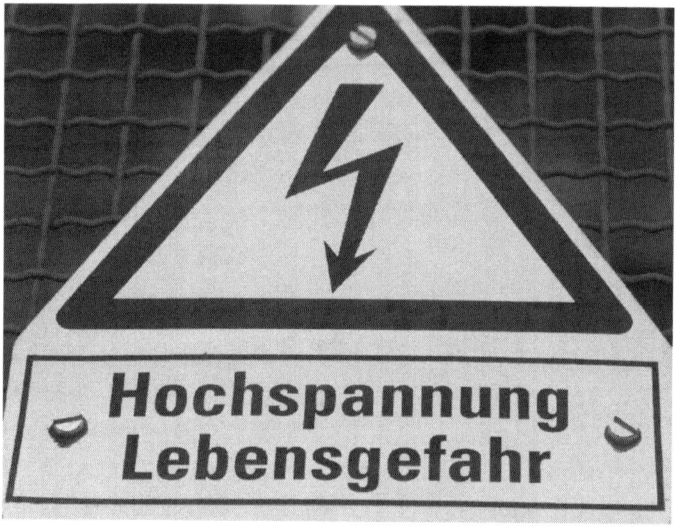

Schicksal oder Lebensaufgabe?

Es hatte einen Grund, weshalb ich krank wurde. Meine Krankheit war kein Schicksal, sondern meine selbstgewählte Lebensaufgabe. Indem ich sie annahm und lernte, mit ihr umzugehen, erfüllte ich meinen Lebensplan. Durch Hypnose gelang es mir, diese neue Perspektive einzunehmen. Ich sah mich nicht länger als krank, sondern als besonders sensibel.

Meine Krankheit und die aus ihr folgende, besondere Ernährung schützte mich vor allem, was auch für Gesunde schädlich sein konnte: Gifte in der Nahrung, ungesundem Essen, zu viel Zucker, Alkohol und anderen Rauschmitteln.

Meine Diagnose brachte mich in engeren Kontakt zu mir selbst und lehrte mich, genauer auf die Signale zu achten, die mein Körper mir sandte. Meine Krankheit brachte mir ein gesünderes Leben. Ohne sie wäre ich niemals so aufmerksam und sensibel für die Inhaltsstoffe der Nahrung geworden und hätte mich so intensiv mit Ernährung und ihrer Wirkung auf uns beschäftigt.

Anfang der 1980er Jahre gab es kaum eine öffentliche Beschäftigung mit Ernährung und ihren Folgen. Die großen Hungerkatastrophen in Afrika und der Mangel in anderen Teilen der Welt zeigten, dass die größten Probleme in der Welt noch aus zu wenig Essen resultierten, nicht aus dem falschen.

Heute ist das anders. Das Bewusstsein dafür, was wir mit Nahrung bewirken und was wir uns mit unserer modernen, nicht mehr artgerechte Nahrung antun, wächst jeden Tag. Heute sterben mehr Menschen an den Folgen falscher Ernährung als an Hunger oder Krieg.

Einsichten und Hypnose

Die Beschäftigung mit meiner Erkrankung war mit der Hypnose noch lange nicht abgeschlossen. Bei einer geführten Rückführung ließ ich mich auf das Abenteuer ein, in einem meiner früheren Leben weitere Antworten auf die Frage zu finden, warum ich mir gerade diesen Lebensweg ausgesucht hatte.

Neben vielen anderen Erkenntnissen erhielt ich die bemerkenswerteste dabei in einer Art Höhle. Dunkel war es dort und eng und überhaupt nicht schön. Ich hatte die Wahrnehmung von vielen Kindern, für die ich alle zu sorgen hatte.

Diese Sorge lastete so schwer auf meinen Schultern, dass sie mir fast den Atem nahm. Ein Gedanke tauchte auf, ein Wunsch, geboren in einem anderen, früheren Leben, erfüllt in meinem jetzigen Leben: »Einmal wünsche ich mir ein Leben, in dem ich keine eigene Kinder habe, um die ich mich kümmern muss.«

Als ich aus der leichten Hypnose, die für die Rückführung notwendig ist, aufwachte, weinte ich. Diese Erfahrung berührte mich durch und durch, verlieh sie doch meiner durch die Krankheit bedingten Kinderlosigkeit einen neuen Sinn. Sie war kein Schicksal, sondern von mir gewählt, als Folge der Mühsal vorangegangener Leben. Das tröstet mich bis heute.

Eine weitere Station war die Teilnahme an Treffen einer Unity-Gruppe in meiner Nähe. Unity gehört zu der sogenannten Neugeist-Bewegung aus den USA und hat ihren Fokus auf der Transzendenz, also der Macht, die unser Wille über unseren Lebensweg hat.

Die schöpferische Kraft der Vorstellung

Gedanken, vor allem bildhafte Gedanken, werden als schöpferische Kraft betrachtet. Unsere Vorstellungen bestimmen unsere Realität und nicht umgekehrt.

Mit unserem Bewusstsein können wir jederzeit die Bedingungen unseres Lebens beeinflussen und verändern.

Alles Materielle, Irdische wird von unseren Gedanken geformt. Auf diese Weise sind sogar Wunder und außergewöhnliche Heilungen möglich. Je klarer wir uns über unsere Wünsche sind und je bewusster wir unsere Gedanken steuern, umso stärker ist unsere schöpferische Kraft.

Einem holistischen Ansatz folgend geht man davon aus, dass alles mit allem verbunden ist. Es gibt keine Trennung, ebenso wie es keine Zeit gibt. Wir alle sind eingebunden in ein universelles Netz aus Liebe.

Diese Liebe wird zu einer eigenen Kraft und kann auch als Gott bezeichnet werden, gleichzeitig sind wir Menschen gottgleich und Erschaffer unserer Realität. Unser Schicksal ist eine Manifestation unserer Gedanken. Die Verbundenheit mit allem bewirkt, dass alles, was ich aussende, auch zu mir zurückkehrt.

Unser Schicksal ist eine Manifestation unserer Gedanken

Sende ich Negatives aus, missbrauche ich meine Schöpferkraft, dann erhalte ich nur Negatives zurück, lebe ich dagegen in Einklang mit mir, anderen und der Umwelt, so erfahre ich Positives. Der Kosmos ist auf Verbindung und auf Wachstum ausgerichtet, es verlangt nach Geben und Teilen. Wer gibt, bekommt umso mehr zurück.

Wer nur nimmt, erfährt Isolation, Fehlschläge und Entfremdung. Diesen kosmischen Gesetzen sind alle unterworfen, ob wir ihnen nun bewusst sind oder nicht.

Positives Denken beeinflusst, was uns im Leben widerfährt. Sind wir von Armut, Krankheit und Leid betroffen, so ist das

Ausdruck eines ungenügenden Bewusstseins für die Zusammenhänge des Kosmos und unsere Eingebundenheit in sie. Positives Denken hingegen führt zu Erfolg, Glück und Gesundheit. Es kann unsere Lebensverhältnisse sofort und unmittelbar beeinflussen.

Statt einem Schicksal ausgeliefert zu sein, das willkürlich ist oder durch eine Gottheit fremdbestimmt wurde, wird die Verantwortung für das eigene Leben an uns selbst zurückgegeben.

Die Meister unseres eigenen Lebens

Wir sind die Meister unseres eigenen Lebens, nur wir selbst entscheiden, wie unser Leben verläuft. In jedem Augenblick haben wir die Chance, diese Verantwortung anzunehmen und das Beste aus unserem Leben zu machen, zu lernen und zu wachsen und unser Bewusstsein zu erweitern.

Wer sich verschließt, trennt sich von der kosmischen Energie, erfährt Stillstand und schließlich Niedergang. Wir alle sind die Summe unserer Gedanken und Urteile. Ändern wir sie, ändern wir unser Leben. Das ist die Hauptaussage der Transzendenz. Jeder von uns erschafft sich sein Schicksal selbst. Auch wenn ich nicht mit allem etwas anfangen konnte, so hielt der Kontakt zu Unity für mich doch viele neue Impulse bereit.

Die Lehren halfen mir, die verschiedenen Erkenntnisse und Erfahrungen meines bisherigen Weges miteinander in Verbindung zu bringen. Sie fügten sich zu einem Bild zusammen, das bis heute täglich an Tiefe gewinnt.

Durch die Auseinandersetzung mit dem Konzept der Transzendenz, das Ende der 1980er in der New-Age-Bewegung und der Esoterik viele Anhänger fand, seinem Wesen nach aber schon viel älter ist und sich aus vielen Quellen speist. Der französische Philosoph Jean-Paul-Sartre ist nur eine von ihnen.

Kein Nachteil, kein ungerechtes Schicksal

Ich erkannte, dass meine Krankheit kein Nachteil war, kein ungerechtes Schicksal, dass ich kein Opfer war. Im Gegenteil erkannte ich in meiner Diagnose die Chance, zu einem tieferen Bewusstsein zu gelangen und meinen kosmischen Lebensplan zu erfüllen. Es stand mir frei, ob ich meiner Krankheit gemäß lebe, oder ob ich sie ignoriere, mit Medikamenten unterdrücke und mich damit von mir und der kosmischen Energie entferne.

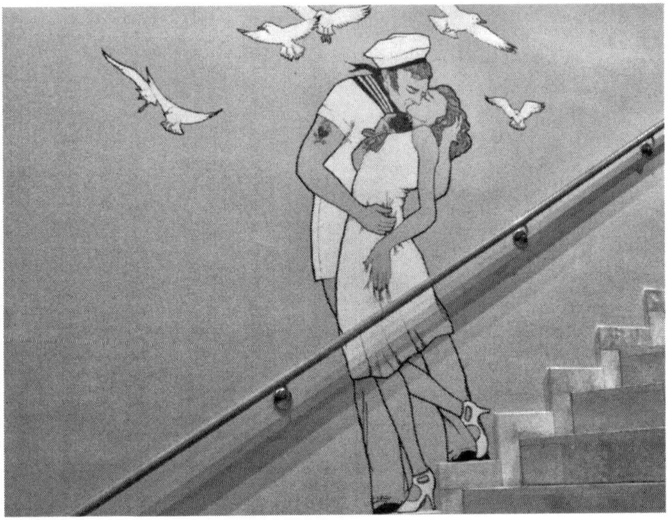

5. Kapitel - Erkennen, Annehmen, Weitergehen

In der Rückschau erscheint mir mein Leben heute manchmal wie ein Wunder in Etappen. So viel Schweres lag auf meinem Weg, doch hinter diesem Schweren wartete immer etwas Wahres, ein Stück Erkenntnis über mich selbst und die universale Liebe, in die jeder Einzelne von uns eingebunden ist.

Als meine Mutter an Krebs verstarb, war das für mich ein weiterer, schwerer Verlust. Gleichzeitig erhielt ich durch meine Heilpraktikerausbildung die Möglichkeit anderen Menschen zu helfen und aus dem Wissen um meine eigene Erkrankung Erfahrungen im Umgang mit Nahrungsmittel-Unverträglichkeiten zu sammeln, die anderen von Nutzen sein konnten.

1990 verkauften mein Mann und ich unser Geschäft und brachen zu einer mehrmonatigen Reise quer durch Amerika auf. Wir reisten mit einem Wohnmobil von der Ost- bis zur Westküste.

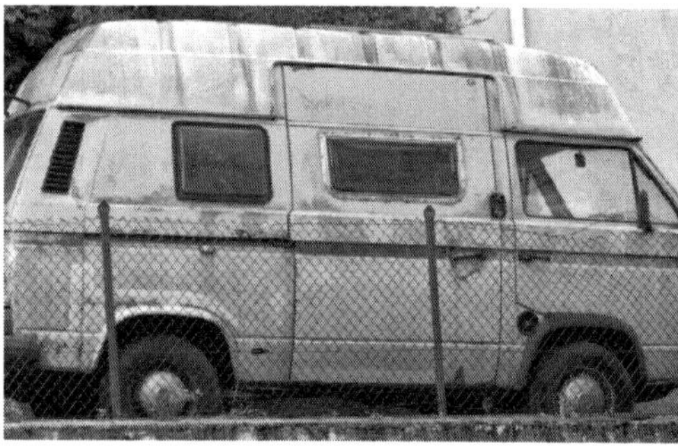

In Atlanta brachen wir auf, um viele Wochen später wie neugeboren in San Diego anzukommen. Im heißen Alberquerque hatten wir plötzlich eine Panne und mussten unser Wohnmobil in die Werkstatt bringen.

Eine unerwartete Begegnung

Ich war ziemlich aufgeregt und verzweifelt. Doch das Schicksal wollte es, dass in der kleinen Werkstatt am Rande der Stadt ein Indianer vom Stamm der Acoma-Pueblo ebenfalls auf seinen Wagen wartete. Aus Deutschland hatte ich mir einige Notfallmedikamente mitgebracht, die waren mir aber in Florida aus dem Wohnmobil gestohlen worden. So saß ich auf dem trockenen und hatte Bedenken, ja auch ein wenig Angst … wenn?

Die trockene Hitze setzte mir zu. Mein Puls raste und ich hatte große Angst, dass ich ohnmächtig werden könnte. Mit einem Prospekt wedelte ich mir Luft zu.

Der Mann saß mir gegenüber und betrachtete mich. Seine dunklen Augen ruhten auf mir, als ob wir uns schon lange kennen würden, freundlich, aber nicht neugierig. Bei Indianern gilt es als unhöflich, wenn man jemandem direkt in die Augen schaut, deshalb vermied er es, doch als sich unsere Blicke schließlich trafen, lächelte er mir zu.

Es war ein Lächeln voller Zuversicht – und wissen, so als würden wir uns wiedererkennen. »Geht es Ihnen gut?«, fragte er mich auf Englisch mit seiner tiefen, kehligen Stimme. Ich lächelte nervös und nickte.

Ich wusste nicht, was ich darauf antworten sollte. Er sah mich an und sagte: »Ich sehe, dass es Ihnen nicht gut geht. Wenn Sie möchten, erzählen Sie mir, was in Ihnen vorgeht. Ich bin ein guter Zuhörer.«

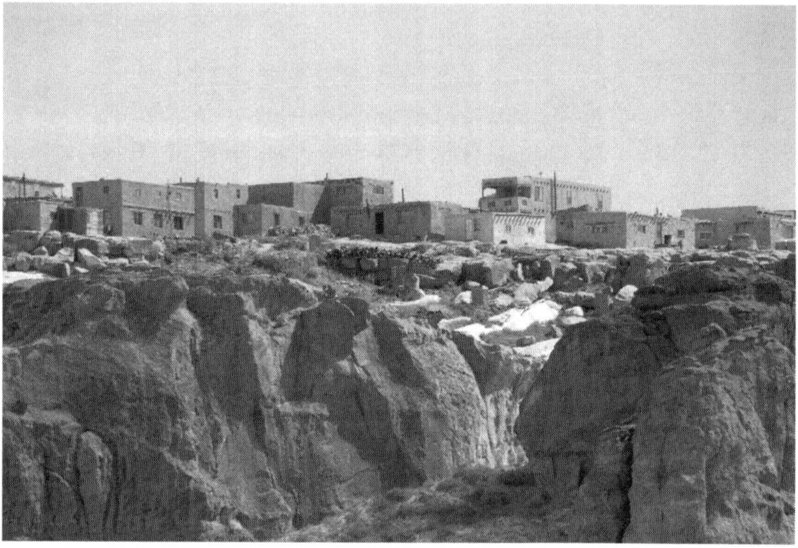

Acoma Pueblo, Bild: Scott Catron - (CC BY-SA 2.0)

Mir kam es albern vor, mit einem Fremden mitten im Nirgendwo über mich und meine Gefühle zu sprechen, doch aus irgendeinem Grund vertraute ich ihm. Vielleicht lag es an diesem Blick in seinen Augen, vielleicht an der Wärme in seiner Stimme.

»Ich bin krank«, sagte ich schließlich. Er neigte den Kopf.
»Wie krank?« »Ich habe Asthma. Allergien. Ich darf viele Sachen nicht essen. Stress ist nicht gut für mich.«

Er nickte, nicht bestätigend, sondern nur, als ob er akzeptierte, was ich sagte, ohne es zu werten. Eine Welle aus Sympathie durchflutete mich. Ich schob es auf die ungewohnte Situation und meine Angst, denn sonst bin ich Menschen, die ich nicht kenne, eher misstrauisch gegenüber und öffne mich nicht so leicht.

»In meinem Stamm glauben wir an die Medizin. Medizin ist die Kraft, die in jedem von uns wohnt. Manche Menschen haben eine starke Medizin, andere eine Schwache. Bei manchen ist sie gut, bei anderen sogar schädlich. Doch bei dir sehe ich eine sehr starke Medizin. Eine Heilermedizin.«

Ich schluckte und spürte, wie mir schon wieder die Tränen in die Augen traten. Wie konnte er das nach den wenigen Worten, die wir miteinander gewechselt hatten, wissen? Und trotzdem spürte ich, dass alles, was er sagte, die Wahrheit war.

»Wenn du möchtest, dann bringe ich dich zu dem Heiler meines Stammes. Unser Dorf ist nicht weit von hier. Er wird dir sagen, wie du wieder in Kontakt mit deiner Medizin kommen kannst.«

Es klang verrückt, doch auf eine gewisse Weise wusste ich, dass es genau das war, was ich in diesem Moment brauchte, wonach ich mich vielleicht schon mein ganzes Leben lang gesehnt hatte. Also nickte ich. Ich stand auf und gab meinem Mann Bescheid, der einige Bedenken hatte, mich mit dem fremden Mann mitfahren zu lassen, doch ich wusste, dass ich nichts zu befürchten hatte.

Genauso war es. Wir stiegen in seinen großen Pick-Up und er zündete sich eine Zigarette an, während er mit heruntergelassenen Fenstern durch die Wüste brauste, vorbei an Kakteen und atemberaubenden Landschaften, hinter denen glutrot die Sonne versank.

Das Dorf des Mannes, der mir seinen Namen gesagt hatte, den ich mir aber beim besten Willen nicht merken konnte, lag weit abseits.

Es waren einige Hütten, teilweise sogar Wohnwagen, die wild zusammengewürfelt beieinander lagen. Hunde liefen herum und bellten, Kinder kamen heran gerannt, um uns zu begrüßen. Sie machten große Augen, als sie mich sahen. Dann brachen sie in lautes Geheule aus und bestürmten mich und meinen Begleiter, um zu erfahren, wer ich war. Er wehrte sie ab und lächelte.

Dann brachte er mich zu der Hütte eines sehr alten Mannes. Seine Haut sah aus, als sei sie aus Leder und ich war fasziniert von ihm. Von ihm ging etwas Uraltes und Weises aus, etwas, das älter war als dieses Leben und wieder hatte ich das starke Gefühl, ihm schon einmal begegnet zu sein.

Er überreichte mir ein Medizinrad, ein runder Kreis, der mit Leder umwickelt war und in der Mitte ein Kreuz hatte. Unten hingen kunstvoll Federn und Schnüre mit handgemachten Perlen hinab.

»Ich habe auf dich gewartet«,
sagte er zu mir

»Auf mich gewartet? Aber…?« Er lächelte nur und nickte.

»Du bist mit den Kräften der Erde verbunden und sie können dich heilen.« Sofort stiegen mir die Tränen in die Augen und ich schluchzte auf. »Ich bin krank«, sagte ich, doch er lächelte nur.

»Du bist nicht krank. Du hast eine sehr starke Medizin und es gibt viele Menschen, die dich brauchen.

Du hast eine Aufgabe vor dir, die du erfüllen musst.
Bist du bereit dafür?«

Ich hatte keine Ahnung, was er damit meinte, doch ich nickte, unfähig zu sprechen. Dieser Weise, dieser heilige Mann seines Volkes sagte mir, dass ich nicht krank sei? Dass ich heilen konnte mit den Kräften der Erde? Eine Welle tiefer Zuversicht und Hoffnung durchflutete mich.

Eine starke Medizin

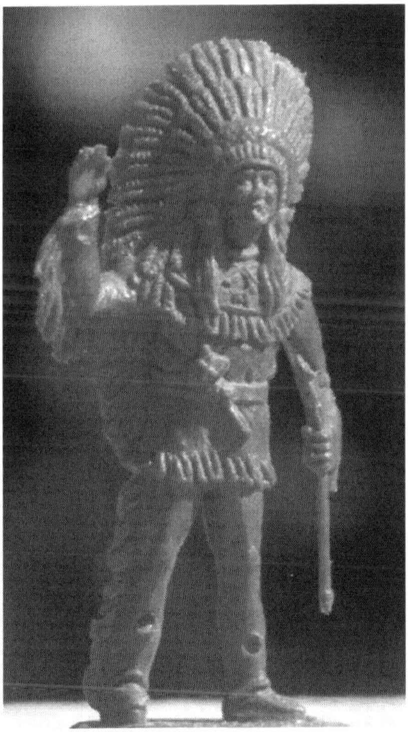

Zum Abschied schenkte er mir einen Stein, den ich bis heute in Ehren halte. Wenn ich ihn berühre, dann ist es fast, als könnte ich die heiße Sonne New-Mexicos auf meinem Gesicht spüren und die Stimme des alten Indianers im Wind hören.

Als ich zu der Werkstatt in Alberquerque zurückkam, fühlte ich mich wie neugeboren.

Die kurze Begegnung mit dem Indianer hatte mein Leben tiefgreifend verändert und mich mit neuer Energie aufgeladen. Auf einmal wusste ich, was ich in Zukunft tun wollte.

Ich wollte mein Wissen über gesunde Ernährung aufschreiben, ich wollte die Methode verbessern und verfeinern und sie den Menschen zugänglich machen. Die Kräfte der Erde hatten mich geheilt, also würden sie auch andere heilen, ohne Nebenwirkungen, ohne Unverträglichkeiten.

Ich hatte so viel neuen Lebensmut geschöpft, dass wir unsere Reise verlängerten und mit einem Autotransfer von Seattle nach Washington reisten und noch eine Tour durch Kanada an unsere Reise quer durch die USA anschlossen. Die ganze Reise über dachte ich keine Sekunde mehr an die gestohlenen Medikamente, ich habe sie einfach nicht mehr gebraucht.

Zurück in Deutschland

Zurück in Deutschland wollte es der Zufall - oder das Schicksal - das ein alter Bekannter von uns, ein Arzt, seine Praxis aufgab, um in Ruhestand zu gehen. Für mich war das die Gelegenheit, meine eigene Heilpraktikerpraxis aufzubauen. Innerhalb kürzester Zeit hatte ich einen festen Patientenstamm und machte das Thema Ernährung und Nahrungsmittel-Unverträglichkeiten zu meinem Schwerpunkt.

Ich lud Experten zu Vorträgen ein und so stieß ich eines Tages auch auf die Rotationsernährung, die genau dem entsprach, was ich bereits seit Jahren lebte, ohne zu wissen, dass es ein System dafür gab:

Ich mied konsequent Lebensmittel, die meine Unverträglichkeiten auslösen konnten und probierte immer nur vorsichtig neue Lebensmittel, jenseits von den ewigen Kartoffeln und Reis.

Wann immer meine Symptome sich wieder verschlechterten, wusste ich, dass ich etwas Falsches gegessen hatte und da ich immer nur ein neues Lebensmittel hinzunahm, wusste ich stets genau, was die neue Reaktion ausgelöst hatte.

Als ich das erste Mal bei einem Vortrag einer Ärztin für Ernährungsmedizin von der Rotationsernährung hörte, wusste ich, dass es das war, was ich weiterverfolgen und weiterentwickeln wollte.

Rotations-Ernährung

Tatsächlich eignet sich die Rotationsernährung, die ich in Teil II ausführlich vorstelle, nicht nur für meine Symptome, sondern auch für viele andere Unverträglichkeiten und das Aufdecken verdeckter Nahrungsmittelallergien.

Da man jeden Tag nur Lebensmittel aus einer Gruppe zu sich nimmt, weiß man genau, welche Gruppe die Unverträglichkeit auslöst und kann diese in Zukunft meiden.

Nahrungsmittel-Unverträglichkeiten sind ein sehr komplexes Thema und es ist selten nur ein Nahrungsmittel, auf das man mit – häufig diffusen – Symptomen reagiert, sondern eine Kombination, die zu indifferenten Symptomen führen kann.

Basierend auf meinen Kenntnissen über Ernährung und die Erfahrungen in der Heilpraktikerpraxis ergänzte ich die Rotations-Diät nach und nach mit anderen Ernährungsformen wie beispielsweise der Blutgruppenernährung.

War ich mir bei einer Sache nicht sicher, nutzte ich den Bio-Tensor. Pendeln hat nichts mit »Esoterik« zutun, vielmehr geht es darum, sichtbar zu machen, ob eine Sache in Einklang mit der eigenen Schwingung steht oder nicht, ein sehr nützliches Werkzeug, das ich vielfältig einsetze.

Praxis, Wachstum und Erweiterung

Die Zeit in meiner Heilpraktiker-Praxis ist für mich eine intensive Zeit ständigen Wachstums und Erweiterung meines Wissens und mehr als einmal stand mir der alte Indianer direkt vor Augen, der mir sagte, dass die Kräfte der Erde mich heilten.

Es machte mich glücklich, anderen Menschen zu helfen und ihnen den Weg zu einem gesünderen Leben zu weisen, nicht durch Medikamente oder aufwändige Therapien, sondern indem ich ihnen beibrachte, auf die Signale ihres Körpers zu achten und das Richtige zu essen.

Fast 20 Jahre lang wirkte ich als Heilpraktikerin und machte dabei viele wunderbare Erfahrungen und Begegnungen. Ich lernte und las, erweitere mein Wissen ständig und fügte wie bei einem riesigen Puzzle einen Baustein zum anderen, so dass sich ein großes Bild der Übereinkunft und Harmonie ergab.

Wenn wir in Einklang mit uns leben, leben wir auch in Einklang mit der Erde, dem Geist und anderen Menschen. Es ist ein Leben in Frieden und Einheit, nicht im Kampf oder Dualismus. Was wir essen, was wir unserem Körper zuführen, prägt was wir sind.

Es ist kein Wunder, dass Menschen, die besonders viel Fleisch essen und das auch noch billig, ihre feinen Antennen für andere Menschen und Energien verlieren und häufig aggressiv und sogar ein wenig abgestumpft auftreten, während Andere, die sich bewusst ernähren, empfänglich sind für das, was sie von anderen empfangen und damit besser umgehen.

2011 gab ich meine Heilpraktikerpraxis auf und wir zogen nach Weinheim, um einen neuen Lebensabschnitt zu beginnen, der für mich erneut mit vielen Veränderungen verbunden sein sollte.

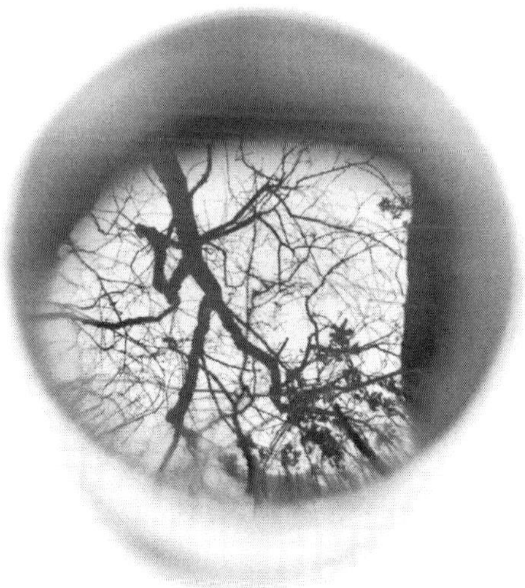

6. Kapitel - Alles steht Kopf

Es gehört zu den seltsamen, unerklärlichen Phänomenen, dass immer, wenn wir denken, dass wir eine Ebene von Bewusstsein und Selbsterkenntnis erlangt haben, mit der wir uns zufrieden geben können, ein Ereignis in unser Leben tritt, das alles wieder auf den Kopf stellt.

In meinem Fall trifft das zu, und zwar nicht nur metaphorisch, sondern auch physisch und zwar sehr schmerzhaft.

Wie in Zeitlupe …

Anfang 2016 stürzte ich eine Treppe hinab und brach mir einen Arm, die Nase und hatte einen Gefässriss am Bein. Zu einem Event im Schloss Mannheim war ich mit meinem Mann eingeladen. Auf der wunderschönen breiten Schlosstreppe stieg ich nach oben. Mein Mann ging nochmals zurück zum Auto. Ich suchte bekannte Gesichter, keines da … Ich drehte mich um, wollte meinem Mann entgegen gehen, verlor auf den Stufen den Halt.

Alles, was ab dann geschah, lief wie in Zeitlupe ab. Es war, als sei ich gleichzeitig in meinem Körper und außerhalb. Ich sah mich die Treppen hinabstürzen und fühlte zugleich, wie ich stürzte.

»Seltsam«, dachte ich noch, »es fühlt sich fast an wie Fliegen.« Der Sturz schien ewig zu dauern, aus Augenblicken wurden Sekunden, Äonen, ich sah den Fuß der Treppe auf mich zurasen und rechnete mit Schmerzen, mit einem schrecklichen Gefühl, doch da war nichts, nur Dunkelheit.

Ich muss einige Sekunden bewusstlos von dem Aufprall gewesen sein, denn als ich die Augen aufschlug, lag ich seltsam verdreht auf dem Fußboden und über mir gebeugt sah ich einen Kreis besorgter Gesichter.

Gesichter, die ich nicht kannte, Gesichter von Fremden, die mich verwirrten und irritierten. Für einige quälende Augenblicke wusste ich nicht, was geschehen war, nur, dass etwas geschehen war, etwas Schreckliches. Ich spürte, dass mit meinem Arm etwas nicht stimmte, ebenso mit meinem Bein, nur Schmerzen hatte ich keine.

»Rita«, hörte ich die Stimme einer Bekannten von weit herkommen, »Rita, bist du in Ordnung?«

Ich versuchte zu sprechen, den Arm zu heben, doch mein Körper gehorchte mir nicht. Stattdessen brachte ich nur ein Krächzen hervor. Dann sah ich das Gesicht einer Freundin, die sich zwischen den dicht zusammenstehenden Menschen zu mir hindurch drängelte.

Sie fiel neben mir auf die Knie und berührte mein Gesicht.
»Bist du verletzt?«
»Ich weiß es nicht«, flüsterte ich.

Dann horchte ich in meinen Körper hinein, konnte fühlen, dass ich verletzt war, und dann kam der Schmerz. Ich war auf mein Gesicht gefallen, Blut strömte mir aus der Nase in den Mund, salzig und metallen, und dann kamen die Schmerzen. Ich wurde erneut bewusstlos, und als ich das nächste Mal aufwachte, war ich bereits im Krankenhaus und mein Mann war bei mir.

Nur äußerlich erschreckend

Ich wurde mehrmals operiert. Arm, Bein und Nase wurden wieder hergestellt. Nach der letzten OP an der Nase kam der operierende HNO-Arzt, ein Professor an mein Bett, drückte mir die Hand und flüsterte mir mit einem Lächeln zu : Ich habe Ihnen eine schöne neue Nase gemacht, innen und aussen.

Diesen Professor, eine Kapazität in Sachen SAMTER-TRIAS, hatte ich 2014 um ein Gespräch gebeten, wurde aber von einem Assistenzarzt schroff abgewiesen. Nun habe ich die SUPERNASE von „IHM“. Ich war im Glück !

Obwohl mein ganzes Gesicht in Mullbinden eingewickelt war und Weinen das Letzte war, was ich mit einer frisch operierten Nase tun sollte, brach ich in Tränen aus – vor Dankbarkeit und vor Glück. Es war, als wollte mir das Leben sagen, dass in allem, was uns widerfährt, etwas Trost- und Segensreiches liegt, wenn wir nur bereit sind, es anzunehmen.

Dieses Drama war nur äußerlich erschreckend. Im Inneren war ich so ausgeglichen wie nie. Nach jeder OP (4) nahm ich eine Schmerztablette Paracetemol,die ich ohne Nebenwirkungen (Asthma) vertrug.

Ich wollte so schnell wie möglich nach Hause. Lange 2,5 Wochen später, versorgte mich mein Mann liebevoll und sehr professionell, vor allem, er kochte mir die KÖRBER-DIÄT, das brachte mich vollends auf die Beine.

Wir konnten bald wieder unser Sportprogramm starten.

GAR NICHTS ERLEBT. AUCH SCHÖN!

MOZART, TAGEBUCHEINTRAG 13. JULI 1770

TEIL II

»Lebe recht vernünftig; schätze es hoch,
im Sonnenlicht dein Tagwerk vollbringen zu können;
verdirb nicht selbst die gute Luft, welche du einatmen kannst,
und sei nicht frevelhaft gegen deinen Körper, indem du
mehr von ihm verlangst, als er zu leisten vermag,
oder mit anderen Worten:
Handle nicht unvernünftig gegen dich selbst!«

Sebastian Kneipp

1. Kapitel - Der Hintergrund

Viele Menschen leiden unter Nahrungsmittel-Unverträglichkeiten, ohne es zu wissen. Als aufmerksame Leserin aktueller Studienergebnisse und Forschungen sehe ich zwei parallele Entwicklungen:

Auf der einen Seite wachsen die Erkenntnisse darüber, welche Mikrostoffe in unserem Körper welche Aufgabe übernehmen, etwa L-Carnosin, Bromelain oder Gluthation. Sie werden von einer riesigen Industrie für Nahrungsergänzungsmittel dankbar aufgenommen und in Produkte verwandelt.

Auf der anderen Seite entwickeln immer mehr Menschen, von Kindern bis zu Erwachsenen, Unverträglichkeiten auf diese industriell gefertigte Lebensmittel *(highly processed food).* Die Kenntnisse über »gutes«, im Sinne von »gesundem« Essen verschwinden, es fehlt an Zeit für den Einkauf und die Zubereitung. Das hat Folgen.

Symptome verdeckter Lebensmittelallergien

Symptome verdeckter Lebensmittelallergien sind Neurodermitis, Kopfschmerzen, Migräne, rheumatische Erkrankungen, Magen-Darm-Erkrankungen und diffuse Erschöpfungssymptome.

- Gerade weil die Symptome so unklar sind und nicht auf den Verzehr eines Nahrungsmittels zurückgeführt werden können, ahnen viele Betroffene nicht, dass das Essen die Ursache für ihre Beschwerden ist.

Maskierte Unverträglichkeit

Bei einer Allergie denken die meisten aber an so eindeutige Symptome wie Ausschlag oder Asthma und wissen nicht, dass sich Unverträglichkeiten auch maskieren können und durch das wahllose Mixen von Lebensmitteln verstärken.

Obwohl wir gerade einen regelrechten Boom an Fitness und »gesunder« Ernährung erleben, essen nur die wenigsten Menschen wirklich bewusst.

Sie achten auf die Kalorien, machen »Low Carb« oder »Glyx« oder andere Trenddiäten, anstatt bewusst auf die Signale ihres Körpers zu achten und sich die Frage zu stellen:

Tut mir das gut?
Wie fühle ich mich nach dem Verzehr?

Oft wird sogar gesagt, dass der Appetit auf ein Lebensmittel ein guter Hinweis darauf sei, dass man einen bestimmten Inhaltsstoff daraus unbedingt brauche, doch dabei wird außer acht gelassen, dass viele Menschen schon als Kinder in Form von Flaschennahrung mit industriell gefertigter Nahrung in Kontakt kommen und sie ihr Leben lang jeden Tag verzehren.

Der Körper will, was er kennt, zumal Zusatzstoffe wie raffinierter Zucker oder Glutamat, die wir in dieser Form überhaupt nicht in der Nahrung brauchen, regelrecht süchtig machen können, wie verschiedene Studien belegen.

Immunologisch bedingte Allergien und nichtimmunologisch bedingte Intoleranzen

In der Naturheilpraxis wird generell zwischen immunologisch bedingten Allergien und nichtimmunologisch bedingten Intoleranzen unterschieden. Histamin-Intoleranz zum Beispiel ist nicht immunologisch bedingt, sondern hat andere Ursachen. Auch psychosomatische Probleme können die Ursache von Reaktionen auf Nahrungsmittel sein.

»Pseudoallergie« Histamin-Intoleranz

Eine Histamin-Intoleranz kann durch einen Bluttest diagnostiziert werden, die Symptome können sehr unterschiedlich ausfallen. Einige Betroffene bekommen einen Schnupfen als Reaktion auf die gestörte Histaminreaktion, andere Schwindel oder Kreislaufprobleme. **Ein Ernährungstagebuch** kann einen ersten Hinweis auf die Histamin-Intoleranz liefern, zudem diese häufig mit weiteren Unverträglichkeiten und Pseudoallergien einhergeht.

Die Histamin-Intoleranz, kurz HIT oder auch Histaminose, ist eine Unverträglichkeit auf Histamin, das wir über die Nahrung aufnehmen. Histamin ist der Stoff, der freigesetzt wird, wenn es zu einer allergischen Reaktion kommt oder wir eine Entzündung oder Verletzung haben. Er ist so etwas wie die Feuerwehr im Körper, um dafür zu sorgen, dass Blut und andere Stoffe an den Ort der Verletzung oder Entzündung transportiert werden, um sie zu heilen.

Allerdings wird er vom Körper auch ausgeschüttet, wenn wir eine immunologische Allergie auf etwas haben, beispielsweise Erdnüsse oder Pollen. Im Rahmen einer Allergie »schießt« die Histaminreaktion allerdings über, so dass sich ihre Wirkung in das Gegenteil verkehrt und im schlimmsten Fall sogar lebensbedrohlich werden kann. Eine Histamin-Intoleranz ist allerdings keine Allergie, sondern eine erworbene Intoleranz, die erst im Laufe des Lebens auftritt und vor allem Frauen ab 30 trifft. Wo die Ursache dafür liegt, ist bislang unklar, es wird aber vermutet, dass auch hormonelle Zusammenhänge eine Rolle spielen.

Histamin wird nicht nur vom Körper selbst produziert, sondern findet sich auch in vielen Lebensmitteln.
Es ist farb-, geruchs- und geschmacklos und reichert sich vor allem in Essen an, das gereift gegärt ist oder längere Zeit gestanden hat.

Rotwein, Meeresfrüchte und Käse haben besonders viel Histamin.

Isst jemand mit einer Histamin-Intoleranz ein Nahrungsmittel mit viel Histamin, dann kommt es zu einer Abbaustörung des Histamins im Körper.

Verantwortlich dafür ist ein Mangel an dem Enzym Diaminoxidase, kurz DAO, das die Aufgabe hat, überschüssiges Histamin abzubauen.

Das Histamin wird in den Darm transportiert und dort ausgeschieden. Wenn das DAO fehlt, bleibt dieser Prozess aus.

Stattdessen reichert sich das Histamin im Körper an, vor allem im Blut und es kommt zu Symptomen, die an eine allergische Reaktion erinnern, allerdings per Definition keine sind.

Aus diesem Grund nennt man die Histamin-Intoleranz auch »Pseudoallergie«, das Histamin selbst ist der Auslöser der Symptome. Die Folge sind Kopfschmerzen, Schwindel, Übelkeit, Hautausschlag, Durchfall und Wassereinlagerungen.

Künstlich?

Betroffene können Beschwerden lindern, indem sie DAO kurz vor einer Mahlzeit mit viel Histamin künstlich zuführen, allerdings ist hier die richtige Dosierung schwer festzulegen, da sich der Histamingehalt im Essen nicht bestimmen lässt.

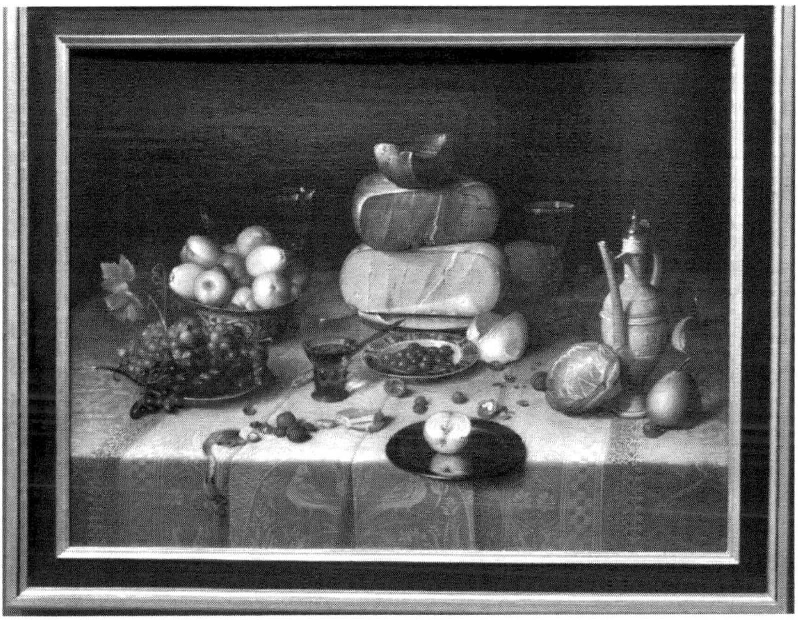

Lieber natürlich!

Sehr viel effektiver ist eine Diät, die konsequent auf histamninreiches Essen verzichtet und vor allem frisch zubereitete Lebensmittel als Basis hat.

Die histaminarme Diät

Eine histaminarme Diät erfordert bewusstes Essen und Kenntnisse über die Lebensmittel, die viel Histamin enthalten.

Je länger Lebensmittel gelagert werden, umso mehr Histamin enthalten sie. Eine leckere Pasta kann frisch noch völlig unbedenklich sein, einige Stunden später aufgewärmt allerdings schon viel zu viel Histamin enthalten.

Alkohol und Zitrusfrüchte hemmen den Histaminabbau zusätzlich und sollten vermieden werden. In Flüssigkeiten ist Histamin besonders leicht für den Körper aufzunehmen, *weshalb Rotwein und Bier zu besonders heftigen Reaktionen führen kann.*

Auch andere Zusatzstoffe in der Nahrung können den Histaminabbau zusätzlich schwächen oder Histamin enthalten, *wie etwa Farb- oder Konservierungsstoffe.*

Nahrungsmittel, die besonders viel Histamin enthalten
sind beispielsweise: *eingelegte und konservierte Lebensmittel, Geräuchertes, Wurst, Sauerkraut, Tomaten, Spinat, Bananen, Weizenprodukte, Kakao, Marzipan, Weinessig und scharfe Gewürze.*

Lebensmittel, die das körpereigene Histamin freisetzen,
sind Zitrusfrüchte und Lebensmittel, die den Histaminabbau blockieren, dazu gehören Energy Drinks, Alkohol und Kakao.

Auch Medikamente können die Diaminoxidase hemmen, dazu gehören *Hustenschleimlöser wie Ambroxol oder Herz-Kreislauf-Mittel wie Verapamil.*

Lebensmittel, die bei Histamin-Intoleranz grundsätzlich gut vertragen werden, sind
frischer Fisch und frisches Fleisch, auch tiefgefroren sind sie noch gut verträglich, frisches Obst wie Melone oder Heidelbeeren, frisches Gemüse wie Feldsalat, Paprika oder Broccoli, Milchersatz in Form von Reis-, Hafer- oder Kokosmilch, Kräutertee und Produkte aus Dinkel, Mais und Reis.

Maskierten Lebensmittel-Unverträglichkeiten auf der Spur: Allergie, Intoleranz, Unverträglichkeit und Pseudoallergie

Das Beispiel der Histamin-Intoleranz zeigt, wie komplex und vielfältig das Thema Allergien und Nahrungsmittel-Unverträglichkeiten ist und auf was es alles zu achten gilt.

Hinzu kommt, dass die Reaktion auf Nahrungsmittel, die wir nicht vertragen, häufig sogar verzögert auftritt, ein paar Tage später oder sogar nur, wenn wir es wiederholt zu uns nehmen.

Wer kann eindeutig bestimmen, welches Essen für die Beschwerden verantwortlich sein könnte? Viele wissen schon am nächsten Tag nicht mehr, was sie gestern gegessen haben und selbst wenn, wissen sie zu wenig über die Zusammensetzung.

Das Paradoxe ist ...

Ein Paradoxon von Nahrungsmittel-Unverträglichkeiten ist, dass man sich direkt nach dem Verzehr sogar besser fühlt. Dann nämlich, wenn es zum Beispiel Inhaltsstoffe enthält, die für einen Ausstoß an Glücksbotenstoffen sorgen wie Zucker, Glutamat, Salz und andere künstliche Gewürze mit Geschmacksverstärkern.

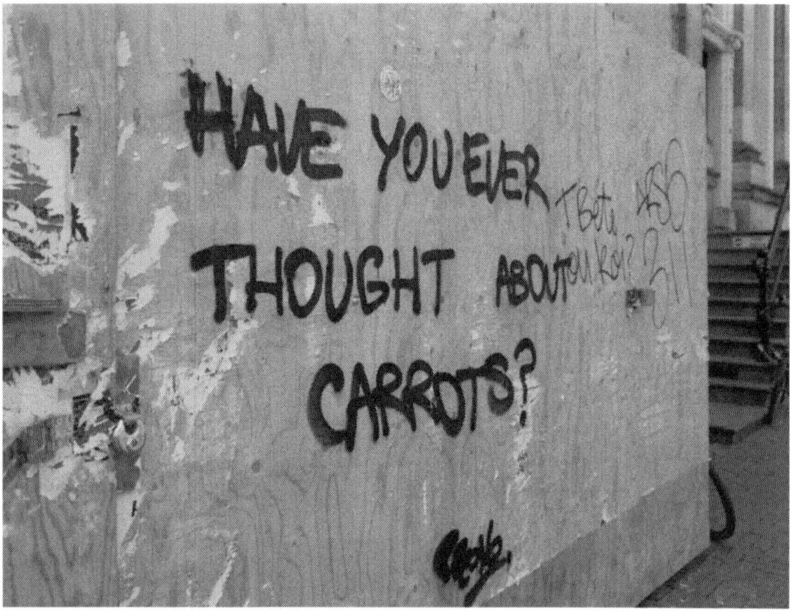

Die Geschichte der Rotationsdiät

Der amerikanische Arzt *Herbert Rinkel* beobachtete während seines Medizinstudiums in den 1920er Jahren an sich selbst, dass er auf den Verzehr von Eiern mit einem hartnäckigen Schnupfen reagierte, der sich durch keine Therapie behandeln ließ. Die Eier bekam er jede Woche von seinem Vater geschenkt und verzehrte gleich 12 Stück von ihnen. Also unternahm Rinkel einen Selbstversuch:

Er aß sechs rohe Eier, ohne, dass die Symptome auftraten, dann aß er fünf Tage gar keine und als er dann erneut sechs Eier aß, traten heftige Beschwerden auf. Diese Beobachtung war der Anlass für ihn, die Rotationsdiät zu entwickeln, um verdeckte Nahrungsmittelallergien sichtbar zu machen und zu behandeln.

Keine Ernährungsform, sondern Alternative Heilmethode

Die Rotationsdiät war von Anfang nicht als eine Ernährungsform, sondern als eine alternative Heilmethode angelegt, um Unverträglichkeiten auf Nahrungsmittel auf die Spur zu kommen und die Symptome zu behandeln.

Im Selbstversuch entwickelte Rinkel ein System, um anhand klarer Auswahl die Lebensmittel zu identifizieren, in deren Zusammenhang die Symptome auftraten.

- **Maskierte Allergien**

manifestieren sich in *Kopfschmerzen, Hyperaktivität, Konzentrationsmangel, Müdigkeit, Magen-Darm-Beschwerden (Übelkeit, Blähungen, Durchfall), Schnupfen, Herzrasen, Wasseransammlungen, Hautausschlag, hartnäckiges Übergewicht und chronische Müdigkeit.*

Ein Merkmal maskierter Allergien ist es, dass ausgerechnet die Lebensmittel, die man nicht verträgt, oft zu den erklärten Lieblingsspeisen gehören. Solange man sie regelmäßig zu sich nimmt, zeigen sich die Symptome nur diffus.

Lässt man sie aber vier Tage weg und isst sie dann wieder, treten die Symptome in erkennbarer Heftigkeit auf.

- **Unverträglichkeiten,**

die sich anhand von Tests feststellen lassen, betreffen Gluten, Milchzucker, Histamin und Fruchtzucker. Die Symptome von Unverträglichkeiten auf diese Stoffe sind in den meisten Fällen so eindeutig, dass Betroffene sie leicht selbst identifizieren und durch entsprechende Tests (Blut- oder Pricktest), feststellen lassen können.

- **Maskierte Unverträglichkeiten**

hingegen betreffen in den meisten Fällen den Verzehr von Kuhmilch und *Kuhmilchprodukten, Hefe, Kaffee, Weizen, Roggen, Zucker, Eier und Zitrusfrüchte.*

2. Kapitel - Mein Weg zur Rotationsdiät

Meine Erkrankung, die sogenannte ASS-Intoleranz, kombiniert mit Histamin-Unverträglichkeit, die sich in Asthma und Polypen zeigte, führte schon früh dazu, dass ich begann, mich bewusst zu ernähren und genau auf die Signale meines Körpers achtete. Dabei stellte ich fest, dass sich meine Symptome besserten, wenn ich nur bestimmte Lebensmittel – anfangs nur Reis– zu mir nahm und diesen möglichst frisch zubereitete.

Durch einen Vortrag in meiner Praxis erfuhr ich von einer befreundeten Ärztin von der Rotationsdiät und konnte alles, was sie vortrug, aufgrund meiner persönlichen Erfahrungen bestätigen. In der Folge begann ich, mich intensiv mit der Rotationsdiät und ihrer Wirkweise zu beschäftigen und ergänzte sie in der Folge noch um mein Wissen um die »Blutgruppendiät« und meine Erfahrungen mit bestimmten Unverträglichkeiten meines eigenen Körpers.

Die Vorteile: Die Rotationsdiät ist ein gutes Mittel, um maskierte Lebensmittel-Unverträglichkeiten aufzudecken. Doch wenn zusätzliche Unverträglichkeiten bestehen – in meinem Fall etwa Dill – müssen die jeweiligen Ernährungsempfehlungen und Rezepte entsprechend angepasst werden.

Tipp Ernährungstagebuch: Deshalb empfehle ich jedem, der die Diät anwendet, genau auf die Reaktionen seines Körpers zu achten und am besten ein Tagebuch darüber zu führen, um zu erkennen, auf was er wie reagiert.

Unser Wissen über Unverträglichkeiten steckt noch in den Kinderschuhen und vielfach wissen wir nicht, weshalb jemand auf etwas reagiert, da die Prozesse im Körper komplex sind – wer sich mit-

ASS-Unverträglichkeit oder der Histamin-Reaktion beschäftigt, wird erkennen, wie vieles es dabei zu beachten, zu verstehen und zu unterscheiden gibt.

Ein Weg zur Gesundheit

Gleichwohl ist die Rotationsdiät ein guter Weg, um nicht nur Unverträglichkeiten auf die Spur zu kommen, sondern auch um die Gesundheit zu erhalten und zu einer bewussteren und individuellen Ernährung zu gelangen.

Ab 50-60 Jahren nehmen wir Alterserscheinungen als natur-gegeben hin, man sagt Verschleiß und Ähnliches. Sieht man sie aber als das Erschöpfungsstadium einer oder mehrerer maskierter Allergien, kann man vorbeugen. Deckt man nämlich so eine Unverträglichkeit bei Zeiten auf, kann man gesund bleiben bis ins hohe Alter mit einer vernünftigen, ökologischen Lebensweise, bei der die Ernährung eine wichtige Rolle spielt.

Die Vorteile sind gewaltig

Nicht nur verbessern sich Wohlgefühl, Kraft und Energie, psychische und körperliche Widerstandskraft und Konzentration, ich kann heute, mit über 70, sagen, dass mein Körper keinerlei der für mein Alter typischen »Verschleißerscheinungen« aufweist. Weder leide ich unter Herz-Kreislauferkrankungen, noch habe ich Probleme mit meinen Gelenken noch habe ich andere, schwerwiegende Probleme entwickelt.

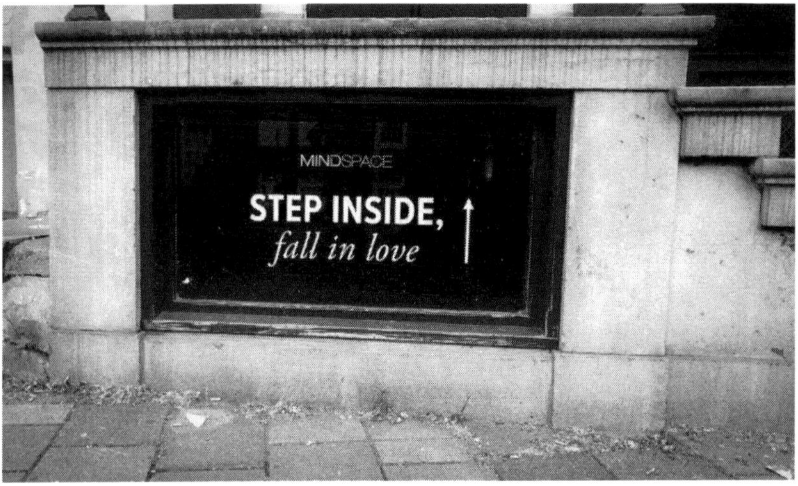

Ich bin gesund, ich fühle mich fit und motiviert, lerne täglich neue Dinge und arbeite sogar noch gerne und mit Leidenschaft.

Ich habe kein Übergewicht, kein Rheuma und nicht die geringsten Anzeichen von kognitiven Einschränkungen, im Gegenteil. Jeden Tag, an dem ich aufstehe, fühle ich mich ausgeruht, stark und bereit, den Tag und alles, was er mir bringt, anzugehen.

Ich habe viele neue Projekte im Kopf und freue mich auf ein langes und vitales Leben. Dieses Geschenk und den Weg dorthin möchte ich gerne weitergeben.

Gesund sein ist etwas anderes als keine Krankheit zu haben

Wir verstehen Krankheit oft als das Gegenteil von Gesundheit. Man ist entweder gesund oder krank und die Schulmedizin behandelt, sobald eine Krankheit anhand ihrer Symptome eindeutig feststellbar ist.

Dann bekommen wir entweder Medikamente oder werden operiert. Beides lindert in vielen Fällen nur die Symptome, hat aber meistens, hauptsächlich im Fall von Medikamenten, Nebenwirkungen, die uns auf die Dauer auch wieder krank machen können oder unser Wohlbefinden einschränken.

Betrachten wir Gesundheit und Krankheit aber als ein Spektrum, und legen unseren Fokus in erster Linie darauf, Gesundheit zu erhalten, anstatt Krankheit zu behandeln, verändert sich die Perspektive, die wir gegenüber unserem Körper einnehmen.

Diagnosen werden entlang fest vorgeschriebener Kriterien und Messwerten gestellt, aber unser Wohlbefinden spielt dabei keine Rolle.

Klare Signale

Unser Körper sendet uns klare Signale, ob ihm das, was wir zu uns nehmen, unsere Lebensumstände, unser Verhalten gut tut.

Wir trainieren nur in vielen Fällen ein ganzes Leben lang dafür, diese Signale nicht mehr wahrzunehmen und berauben uns damit unseres Wohlbefindens und letztlich auch unserer Gesundheit.

Ein Körper, der ständig Stoffe aufnimmt, die er nicht richtig verarbeiten kann oder die seine fein abgestimmten Prozesse sogar stören, kann nicht richtig funktionieren. Es ist ein wenig wie bei einem Auto. Mit dem falschen Öl kann man auch noch eine ganze Weile fahren, doch irgendwann geht der Motor kaputt. Bei einer Maschine leuchten uns diese so einfachen Zusammenhänge ein, geht es um unseren eigenen Körper, sieht die Sache schon ganz anders aus.

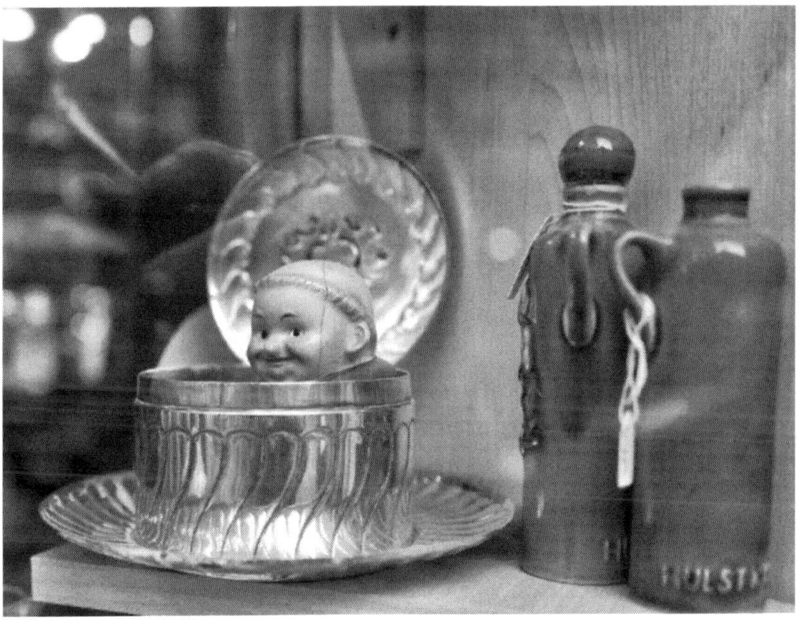

Die Körperwahrnehmung neu kalibrieren

Mit der individuell abgestimmten Rotationsernährung können wir die Kalibrierung unserer Körperwahrnehmung wieder neu vornehmen und erhalten so einen sehr klaren Kompass zur Erhaltung unserer Gesundheit, mehr Vitalität und einem bewussteren Leben.

Die Körber-Diät ...

Entlang der Erkenntnisse und Methoden von Rinkel und D'Adamo habe ich aufgrund meiner eigenen Erfahrungen und den Beobachtungen als Heilpraktikern ein System entwickelt, das leicht umzusetzen und in den Alltag integrierbar ist und sich individuell anpassen lässt. Wir sind alle verschieden, kein Mensch gleicht dem anderen und das gilt auch für die optimale Zusammensetzung unserer Nahrung.

... lebt vom Weglassen

Was dem einen gut tut, kann dem nächsten schaden. Deshalb ist es so wichtig, bewusst zu essen und auf die Signale des Körpers zu achten.

Die K-Diät besteht aus drei Elementen:
A. Der Rotationsdiät
B. Ihrer Blutgruppe
C. Intervallfasten

Für optimale Ergebnisse ist es wichtig, alle drei Elemente zu kombinieren. Die Dauer der Diät liegt bei drei Wochen bis sechs Monate, meine Empfehlung ist einmal im Jahr, 3 mal 4 Tage Körber-Diät in der Vollversion, danach kann die Rotation ruhig liberaler gestaltet werden.

Für Kleinkinder und Schwangere ist diese Diät nicht geeignet!

Beginnen Sie nun mit dem Test
nach Dr. Randolph (maskierte Allergien)

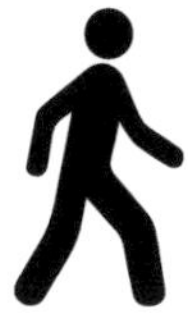

Vorbereitung:

- Eine Liste mit den eigenen Symptomen aufstellen
- Das Ernährungstagebuch anfangen

Mit einem (verdächtigen) Nahrungsmittel beginnen. Wenn es zu körperlichen Reaktionen kommt, es für 4-5 Tage weglassen! Am fünften oder sechsten Tag erneut essen - wenn es dann erneut zu einer Reaktion kommt, den folgenden Cocktail trinken:

Randolph-Cocktail:
50g Natriumbicarbonat und 25g Kaliumbicarbonat mischen,
1/2 bis 1 gehäuften Teelöffel in 1/4 l lauwarmen Wasser,
2-3 mal täglich trinken

Und das Nahrungsmittel ca. zwei Monate weglassen. Dann erneut testen. Wenn es zu keiner Reaktion kommt, kann dieses Nahrungsmittel in die Körber-Diät eingebaut werden. So verfahren Sie mit allen Nahrungsmitteln, die Ihnen „verdächtig" vorkommen.

Test möglichst nur mit Nahrungsmitteln aus ökologischer Landwirtschaft. Selbstverständlich sollten Sie Suchtmittel wie Tabak, Alkohol, Kaffe und Zucker weitgehend reduzieren, oder noch besser: weglassen! Während der Menstruation nicht testen! Jetzt können Sie mit dem therapeutischen Rotationsplan ohne Gluten und Kuhmilch starten. Sollten Sie Kuhmilchprodukte und Gluten vertragen, können Sie diese je nach Blutgruppe in die Körber Diät einbauen.

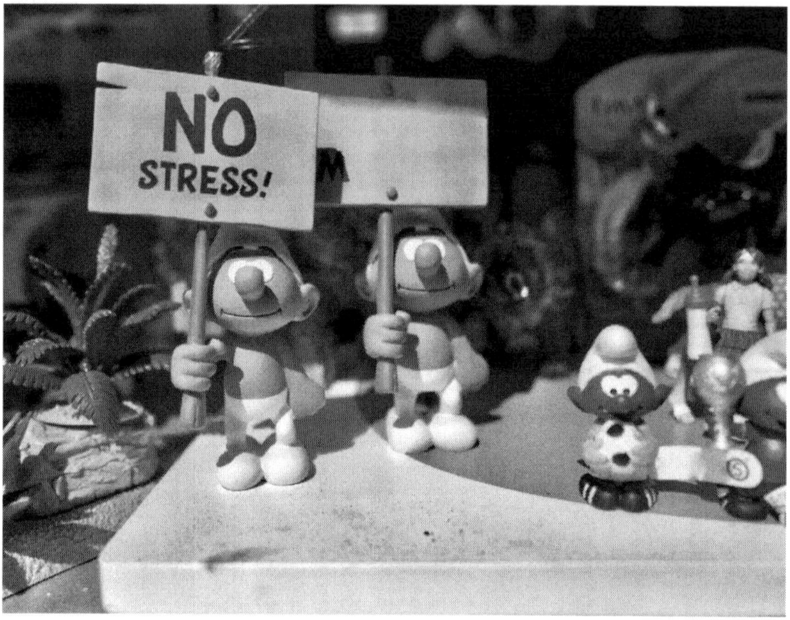
NO
STRESS!

3. Kapitel - Die Rotationsdiät

Erst jetzt setzt das ein, was Rinkel als »Rotationsdiät« beschrieben hat:

Der Vier-Tages-Rhythmus

Alle als verträglich eingestuften Lebensmittel werden auf einen viertägigen Rhythmus verteilt. Oder Sie teilen diese in vier Listen ein (siehe nächste Seite).

- **Jeden Tag isst man nur die Lebensmittel von einer Liste, am nächsten dann die von der zweiten, am dritten die von der dritten und so weiter.**

- **Das bewirkt, dass der Körper nur alle vier Tage mit den Inhaltsstoffen einer Gruppe Nahrungsmittel in Kontakt kommt.**

- **Als Faustregel gilt: Das gleiche Lebensmittel – zum Beispiel Erbsen – wird nur alle vier Tage verzehrt. Nahrungsmittel aus der gleichen Gruppe werden nur mit einer Pause von mindestens zwei Tagen zu sich genommen.**

Zusätzlich sollte man auf saisonale und regionale Produkte achten und die Abwechslung nicht aus dem Fokus verlieren, damit der Körper mit allem versorgt wird, was er benötigt.

Die Zusammensetzung des Speiseplans

- An jedem Tag benötigt der Körper einen Stärke-Lieferanten für die Energie.
- Dieser kann aus Gemüse, Obst, Nüsse und Getreide stammen.
- Zusätzlich werden Vitamine und Mineral- und Ballaststoffe aus Gemüse und Obst benötigt.
- Für die Eiweiß-Zufuhr muss aus den Gruppen von Fleisch, Fisch und Ei ausgewählt werden.
- Lebensmittel aus einer Gruppe dürfen nicht an zwei aufeinanderfolgenden Tagen verzehrt werden.
- Wenn eines der ausprobierten Lebensmittel Probleme bereitet, streicht man es von der Liste erlaubter Speisen.
- Erst in einigen Monaten einen neuen Versuch damit starten.

Allerdings ist es nicht genug, dieses Lebensmittel einfach zu ersetzen, da die Gefahr besteht, dass man auf das Ersatznahrungsmittel ebenfalls eine Unverträglichkeit entwickelt.

Praktische Helferlein

Einen beispielhaften Vier-Tages-Rhythmus finden Sie auf den nächsten zwei Seiten, hier noch ein kurzer Blick auf eine praktische Ordnungshilfe, damit Sie den Überblick behalten:

Stärke und Fette (die frischen Lebensmittel kommen in den Kühlschrank oder die Speisekammer) werden für vier Tage entsprechend vorbereitet, was den Überblick erleichtert.

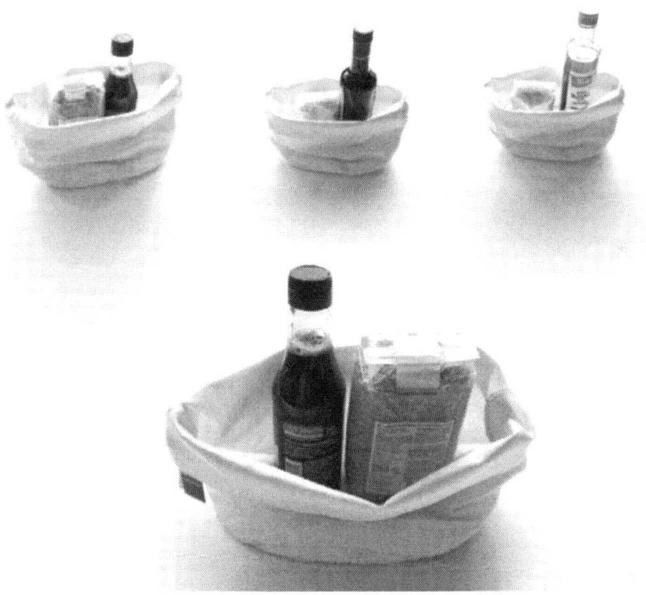

Tag EINS

GEMÜSE	OBST	STÄRKE	EIWEISS	FETTE
Blumenkohl Brokkoli, Chinakohl, Rotkraut, Weißkraut, Grünkohl, Wirsing, Rosenkohl, Kohlrabi, Rüben	Banane, Ananas, Grapefruit	Buchweizen Süßkartoffel	Fisch - je nach Blutgruppe, Kokosnuss, Haselnuss	Kokosfett, Sahne (wenn vertragen)

Getränke: Lindenblütentee, Quellwasser

Tag ZWEI

GEMÜSE	OBST	STÄRKE	EIWEISS	FETTE
Bambus-sprossen, grüne Salate, Mangold, Spinat	Apfel (golden Delicious), Kaki (Sharon), Mango, Aprikose	Quinoa, Esskastanie Mais	Ei	Mohnöl

Getränke: Weißdorntee, Quellwasser

Tag DREI

GEMÜSE	OBST	STÄRKE	EIWEISS	FETTE
Karotten, Sellerie, Fenchel, Pastinake, Petersilien-wurzel, Strauchtomate	Navel-Orange, Weintraube Tompsen kernlos, Weintraube, Tompsen kernlos,	Amaranth, weiße Kartoffel	Schaf oder Ziegenkäse, Sesam, Leinsamen	Sesamöl, Leinöl, Butter (wenn vertragen)

Getränke: Fencheltee, Quellwasser

Tag VIER

GEMÜSE	OBST	STÄRKE	EIWEISS	FETTE
Kürbis, Spargel, Porree, weiße Zwiebeln, Schalotten dünne, Okra	Birne, Weißer Pfirsich, Papaya, Pflaume, Kaktusfeige Feige, Nashi-Birne	Hirse, Reis	Soja, Tofu, Linsen, Bohnen, Erbsen,	Kürbiskern-öl, Sojaöl

Getränke: Zitronenverbenentee, Quellwasser

Gewürze und Kräuter sind keine vorgesehen, lediglich SALZ (wenig)

Blutgruppe 0

Je größer die berufliche Belastung, je mehr Eiweiß wird gebraucht. Fleischliche Proteine mit dem richtigen Obst und Gemüse ins Gleichgewicht bringen Hauptbestandteil der Ernährung: Fisch und Meeresfrüchte, Milchprodukte stark einschränken, bei Gewichtsabnahme auf Nüsse verzichten, Weizenprodukte strikt meiden, Kaffeekonsum stark einschränken.

Aus dem Rotationsprinzip 4 Tage ist zu streichen:
Gemüse: Blumenkohl, Champignons, Chinakohl, Mais, Rosenkohl, Weißkohl, Kartoffeln
Obst: Orangen, Kokosnüsse

Blutgruppe A

Am besten Fleisch vom Speisezettel streichen, anfangs in der Umstellung Fleisch durch Fisch ersetzen, Meeresfrüchte und Fisch in geringen Mengen essen, auf jeden Fall Vollmilchprodukte meiden, fermentierte Milchprodukte in kleinen Mengen bekömmlich. Braucht nur wenig Fett um sich wohl zu fühlen, Nüsse sind gute Eiweißquellen, Brot und Getreide werden gut vertragen, Weizen meiden! Gemüse und Obst sind die wichtigsten Nahrungsquellen.

Aus dem Rotationsprinzip 4 Tage ist zu streichen
Gemüse: Weißkohl, Kartoffeln, Tomaten,
Rotkohl, Champignon
Obst: Bananen, Kokosnüsse, Mango, Orangen, Papaya
Mais, Maiskeimöl, Sesamöl

Blutgruppe B

Bei Abwehrschwäche rotes Fleisch essen - Lamm, Kaninchen, Hühnerfleisch meiden, Tiefseefische und Fische mit weissem Fleisch sind ausgezeichnet, Schalentiere meiden.

Milch kann unbeschwert genossen werden, Vorsicht bei Ölen (nur Olivenöl ist günstig), Nüsse sollten Sie meiden. Weizen führt zu Gewichtszunahme, Buchweizen macht träge, Tomaten und Mais völlig vom Speiseplan streichen

Aus dem Rotationsprinzip 4 Tage zu streichen
Gemüse: Tomaten, Mais, Kürbis, Linsen, Nüsse,
Mohn, Mohnöl, Kokos, Tofu
Stärke: Mais, Buchweizen, Amaranth

Blutgruppe AB

Fleischportionen sollten kleingehalten werden, alle geräucherten oder gepökelten Fleischwaren meiden, Meeresfrüchte und Fisch sind gute Eiweißquellen, Sauermilchprodukte sind gesund und gut verträglich, VOLLMILCH meiden, Nüsse nur in kleinen Mengen, Weizen lediglich in sehr kleinen Mengen essen, Dinkel wird etwas besser vertragen, Maismehl, Maisbrot und alles aus Mais dagegen meiden!

Aus dem Rotationsprinzip 4 Tage zu streichen:
Gemüse: Mais, Linsen, Maiskeimöl, Buchweizen, Butter

Symptome einer Unverträglichkeit

Wenn Sie im Rahmen der Körber-Diät innerhalb von 24 bis 48 Stunden ein oder mehrere der folgenden Symptome bei sich feststellen, ist anzunehmen, dass Sie eine Unverträglichkeit entdeckt haben:

- Kopfschmerzen
- chronische Müdigkeit
- Schwindel
- Hautausschlag
- Hyperaktivität
- Schlaflosigkeit
- grundlose Verschlechterung von Laune und Wohlbefinden
- Völlegefühl
- Blähungen
- Übelkeit und/oder Erbrechen
- Sodbrennen
- Magenschmerzen
- Wasseransammlungen
- Herzrasen
- laufende Nase

Diese Beschwerden ähneln den Entgiftungssymptomen aus der Vorbereitungsphase, treten aber viel deutlicher und heftiger auf.

Kochen Sie stattdessen frisch und nehmen Sie sich Zeit für die Mahlzeiten. Getränke, Öle und Gewürze zählen als Zutaten und müssen den Gruppen nach einsortiert und verwendet werden.

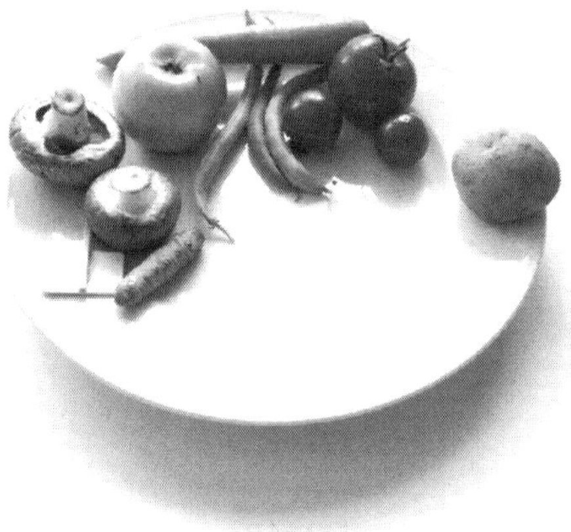

„Die Prävalenz des ASS-Intoleranz-Syndroms in der Normalbevölkerung wird mit 0,5–5,7 % angegeben, bei Asthmatikern steigt die Zahl auf circa 15 %. Frauen sind häufiger (60–70 %) betroffen als Männer, die Erkrankung kommt familiär gehäuft vor.

Darüber hinaus scheint die Dunkelziffer hoch zu sein: In einer Studie der European Network of Aspirin-induced Asthma mit 500 Asthma-Patienten ließ sich eine bis dahin unbekannte Analgetika-Intoleranz bei 18 % im Provokationstest nachweisen. Bei gleichzeitigem Vorliegen einer Sinusitis konnte die Erkrankung sogar bei 34 % der Patienten nachgewiesen werden.

Diagnostiziert wird das AIS häufig erst in einem Alter von über 30 Jahren. Zu diesem Zeitpunkt sind meist schon mehrfache Operationen an den Nasennebenhöhlen der betroffenen Patienten erfolgt und bronchiale beziehungsweise asthmatische Beschwerden aufgetreten. Etabliert in der Diagnostik des AIS sind Anamnese und Provokationstests. Die Anamnese einer Unverträglichkeitsreaktion gegenüber NSAR ist häufig von richtungsweisender Bedeutung, jedoch nicht in allen Fällen eruierbar."

Quelle: Klimek, Ludger, Dtsch. Arztebl. 2017

Die 14 Hauptallergene (auf einen Blick)

Gemäß der EU-weiten Lebensmittelinformationsverordnung werden 14 Lebensmittel als Hauptallergene bezeichnet und müssen in allen Lebensmittelprodukten ausgewiesen werden. Dabei wird nicht zwischen Allergien, Unverträglichkeiten und Pseudoallergien unterschieden. Besteht eine echte Allergie, kann das durch einen Test (Haut oder Blut) gezeigt werden, bei maskierten Unverträglichkeiten und Pseudoallergien ist das deutlich schwieriger, allerdings kann dies im Rahmen der Körber-Diät herausgefunden werden.

1. Glutenhaltiges Getreide
Weizen, Roggen, Gerste, Dinkel, Grünkern, Einkorn, Hafer, Kamut, enthalten in Mehl, Stärke, Couscous, Bulgur, Gries, Kleie, Schrot, Paniermehl, Semmelbrösel, Brot und Brötchen.

2. Krebstiere
Krebse, Garnelen, Hummer, Shrimps, Langusten und Krebstier-Produkte wie Surimi. Enthalten sind Krebstiere in Hummer-Butter, Salaten, Paella, Suppen, Fertigsoßen und Würzpasten.

3. Ei
Eier von Geflügel und Produkte daraus. Das umfasst Vollei, Frischei, Eiweiß, Eiweißpulver und Trockenei.

4. Fisch
alle Fischsorten, Süß- und Salzwasser und Fischerzeugnisse. Diese können ebenfalls auch in Fonds, Gewürzen und Suppen enthalten sein.

5. Erdnuss
Erdnussöl, Erdnussbutter, Gebäck, vegetarische Aufstriche, geröstete Erdnüsse und Schokolade.

6. Soja und Produkte aus Sojabohnen
Sojamilch, Tofu, vegane Drinks, Kaugummi.

7. Milch oder Laktose
Milch von Säugetieren, Milchprodukte. Produkte und Zutaten, die Milch enthalten sind beispielsweise Butter, Buttermilch, Schafskäse, Joghurt, Sahne, Milchzucker, Molkepulver, Mayonnaise.

8. Schalenfrüchte
Mandeln, Erdnüsse, Kokosnuss. Diese finden sich in veganen Drinks, Süßigkeiten, Marzipan und Nougat.

9. Sellerie
Suppengrün, Gewürzmischungen, Chips

10. Senf
Senf und alle Produkte, in denen Senf enthalten ist, wie etwa Mayonnaise, Ketchup, Salatdressing, Marinade, Suppen, Soßen

11. Sesam
Humus, Falafel, Müsli, vegetarische Gerichte, Marinaden, Salate, Knäckebrot

12. Lupinen
Fleischersatz, fettreduzierte Fleischprodukte, glutenfreie Produkte, Flüssiggewürze

13. Sulfite
mit Schwefel behandeltes Trockenobst, getrocknete Pilze und Gemüse, Kartoffelprodukte, Sauerkraut, Feinkostsalate

14. Weichtiere
Muscheln, Austern, Schnecken, Tintenfisch und Calamares.

Die 14 Hauptallergene sind bekannt dafür, echte Allergien mit schweren Symptomen auszulösen. Darüber hinaus gibt es Lebensmittel, die besonders häufig maskierte Allergien auslösen. Dazu gehören Kuhmilch und Kuhmilchprodukte, Weizen, Roggen, Zucker, Eier, Kaffee, Hefe und Zitrusfrüchte.

Eine Unverträglichkeit auf diese Zutaten
kann im Rahmen der Körber-Diät festgestellt werden.

Aufgrund der Wahrscheinlichkeit sollte man beim Testen durch Abwechslung der Gruppen mit diesen Lebensmitteln anfangen, da sie am häufigsten zu Problemen führen. Das bedeutet nicht, dass nicht auch andere Lebensmittel eine Unverträglichkeit hervorrufen können, jeder Körper ist anders.

Dossier: The Feingold-Association

Dr. Ben Feingold entwickelte eine Diät, hauptsächlich für Kinder und Jugendliche mit dem ADHS-Syndrom, ohne künstliche Zusatzstoffe und Salicylate. Er hatte bei strenger Einhaltung dieser Ernährungsform beachtliche Erfolge. Von der Medizin wurde die Therapie als nicht durchführbar und zu aufwendig zurückgewiesen.

Als er 1982 starb, schlossen sich viele Eltern zusammen und gründeten „The Feingold-Association of the United States“ mit einem Shop und Hilfe für Betroffene.

Ich habe mit einer Familie gesprochen, deren zwei Kinder heute super geraten, das heißt völlig gesund sind. Nahezu 20 Jahre leben sie mit äußerster Achtsamkeit, was die natürliche Ernährung betraf.

Lebensmittelgruppen abwechseln

Alle Lebensmittel werden ihren botanischen beziehungsweise biologischen Familien nach in Gruppen eingeteilt.

Diese Gruppen sind mit exotischen Lebensmitteln jederzeit erweiterbar, doch im Sinne einer ganzheitlichen Ernährung empfiehlt es sich, vor allem regional und saisonal zu essen, da das für den Körper am besten bekömmlich ist und sicherstellt, dass er alles bekommt, was er braucht.

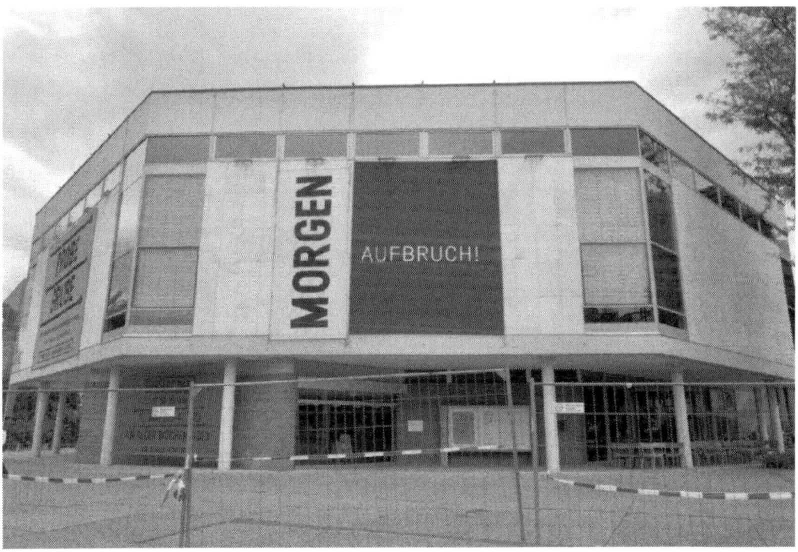

Aufbruch morgen?
Aufbruch heute!

Lebensmittel-Gruppe 1
Nachtschattengewächse: Kartoffeln, Süßkartoffeln, Paprika, Auberginen, Physalis, Chili, Tomaten

Gruppe 2
Hülsenfrüchte: Erbsen, Linsen, Bohnen, Kichererbsen, Erdnüsse, Soja

Gruppe 3
Getreide: Roggen, Weizen, Dinkel, Hafer, Gerste, Reis

Gruppe 4
Kürbisgewächse: Zucchini, Kürbis, Melone, Gurke

Gruppe 5
Rosengewächse: Äpfel, Erdbeeren, Himbeeren, Kirschen, Mandeln, Nektarinen, Aprikosen

Gruppe 6
Doldengewächse: Karotten, Petersilie, Fenchel, Kerbel, Kümmel, Sellerie

Gruppe 7
Kreuzblütler: Blumenkohl, Broccoli, Weißkohl, China-Kohl, Kohlrabi, Rettich, Senf

Gruppe 8
Korbblütler: Distel, Endivien, Salat, Sonnenblumen

Gruppe 9
Gänsefußgewächse: Spinat, rote Beete, Mangold, Spinat, Quinoa

Lebensmittel-Gruppe 10
Liliengewächse: Zwiebeln, Lauch, Knoblauch, Spargel

Gruppe 11
Knöterichgewächse: Buchweizen, Rhabarber

Gruppe 12
Steinbrechgewächse: Johannis- und Stachelbeeren

Gruppe 13
Pedaliengewächs: Sesam

Gruppe 14
Paarhufer: Rind, Schaf, Ziege, Milch und Milchprodukte

Gruppe 15
Schwein: Schwein und Wildschwein

Gruppe 16
Damwild: Hirsch, Reh

Gruppe 17
Hase und Kaninchen

Gruppe 18
Geflügel: Huhn, Fasan, Truthahn, Rebhuhn

Gruppe 19
Fisch und Meeresfrüchte: Forelle, Barsch, Lachs, Calamares, Tintenfisch, Muscheln,

4. Kapitel: Die Blutgruppendiät

Die Blutgruppendiät basiert auf der Erkenntnis, dass Menschen aufgrund ihrer Blutgruppe einige Nahrungsmittel besser vertragen als andere. Wenn man die Lebensmittel meidet, die nicht gut mit der eigenen Blutgruppe vereinbar sind, kann man nicht nur Krankheiten vorbeugen, sondern auch Gewicht verlieren und das allgemeine Wohlbefinden erhöhen.

Entwickelt hat sie der amerikanische Naturheilkundler *Peter J. D'Adamo,* der sich vor allem mit den in Lebensmitteln enthaltenen Eiweißen, den Lektinen, beschäftigte, die wiederum die Zusammensetzung unseres Blutes beeinflussen.

Blut ist unser »Lebenssaft«, es transportiert Sauerstoff, Nährstoffe und Wasser zu den Zellen hin und entsorgt, was wir nicht mehr brauchen. Durch falsche Ernährung können sich die Lektine im Muskelgewebe anlagern, so dass die Muskeln alkalisch werden und an Leistungsfähigkeit verlieren.

Zusätzlich vermindern Lektine die Fließfähigkeit unseres Blutes und lassen es regelrecht »verklumpen«. Auf diese Weise werden Gewebe und Organe nicht mehr optimal mit Blut versorgt, was zu einer Reihe von Beschwerden führen kann, die sogenannte Agglutination. D'Adamo entwickelte die Ernährung nach Blutgruppen, als er las, dass sich Blutgruppen an unterschiedlichen Zeitpunkten unserer Evolution entwickelte.

Warum Blutgruppendiät?

Bei mir selbst habe ich in meiner Testphase der Blutgruppendiät festgestellt, daß sich die Schleimbildung vorteilhaft veränderte. Darm, Lunge und der Kopf (Augen, Nase, Ohren) kamen wieder gefühlt ins Gleichgewicht.

Darüber hinaus kennt die Blutgruppendiät noch die Unterteilung nach Sekretoren und Nicht-Sekretoren, sowie die Segmentierung in „Zu vermeiden“, „Neutral“ und „Bekömmlich“. Ich habe mit „Zu vermeiden“ die besten Erfolge erzielt!

Blutgruppenspezifisch sind noch Lektine zu berücksichtigen, komplexe Glykoproteine, die in Pflanzen (Gemüse) vorkommen.

Auswirkungen unverträglicher Lektine:

- Sie stören den Verdauungsprozess
- Verlangsamen den Nahrungsstoffwechsel
- Die Energieumsetzung der Kalorien funktioniert schlecht
- Die Insulinproduktion wird gefährdet
- Es kommt zu hormonellen Störungen und
- Gewichtszunahme

Anmerkung: Die Ernährung nach den vier Blutgruppen ist wissenschaftlich nicht belegt. Naturheilkunde bzw. Erfahrungsmedizin zeigen aber Erfolge mit dieser Methode.

Die vier Blutgruppen

Die Blutgruppe 0 ist die älteste Blutgruppe, sozusagen eine vorzeitliche Blutgruppe, die vor allem auf eine fleischreiche Ernährung ausgerichtet ist und vor etwa 40.000 Jahren auftrat.

Die Blutgruppe A entstand, als die Menschen sesshaft wurden und sich vorrangig von Pflanzen ernährten.

Blutgruppe B trat auf, als man mit der Viehzucht auf Milch und Eier umstellte und die seltenste **Blutgruppe AB** ist demnach die jüngste und entstand erst, als wir begannen, eine Mischform aller Ernährungsformen zu leben. Entlang der Blutgruppen werden verschiedene Empfehlungen aufgestellt.

Die Blutgruppe 0

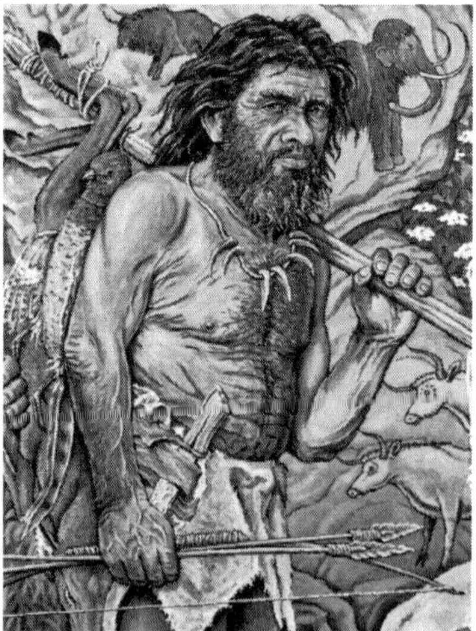

Die Blutgruppe 0 ist die älteste, sozusagen eine vorzeitliche Blutgruppe, die vor allem auf eine fleischreiche Ernährung ausgerichtet ist und vor etwa 40.000 Jahren auftrat. Ihn können wir uns am ehesten als Jäger vorstellen.

Jemand mit Blutgruppe 0 lebt am gesündesten, wenn er besonders eiweißreich isst, also Fleisch, Fisch, Gemüse, dazu Hülsenfrüchte und wenig Getreide.

Er hat ein eher robustes Immunsystem, verträgt auch Obst und Gemüse gut, Kuhmilch und Eier hingegen sind für ihn nicht gut und führen zu Verdauungsproblemen und anderen Symptomen einer Unverträglichkeit. Isst ein Mensch mit dieser Blutgruppe zum Beispiel Getreide, das reich an Kohlenhydraten ist, so kann er schnell übergewichtig werden und sogar Diabetes entwickeln.

Die Blutgruppe A

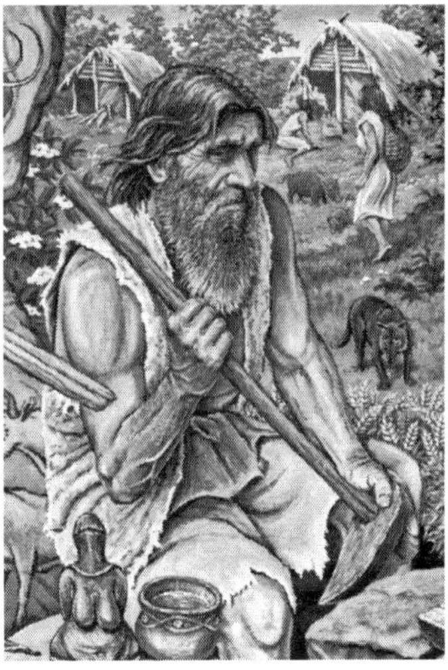

Die Blutgruppe A entstand, als die Menschen sesshaft wurden und sich vorrangig von Pflanzen ernährten.

Bei der Blutgruppe A ist das passende Bild ein Landwirt, das Gemüse und Getreide anbaut und das nur hin und wieder mit fettarmem Eiweiß wie zum Beispiel Fisch abwechselt.

Bei dieser Blutgruppe kann eine sehr eiweißreiche Ernährung, wie sie zu Zeiten Low-Carb gerade in ist, zu Problemen führen.

Diese Blutgruppe entstand während der Jungsteinzeit und ihr Merkmal ist ein eher empfindliches Magen-Darm-System.

Fisch wird gut vertragen, aber auch nur hin und wieder. Auf Kuhmilchprodukte sollten Menschen mit dieser Blutgruppe gänzlich verzichten, ebenso wie Getreide, vor allem Weizen.

Die Blutgruppe B

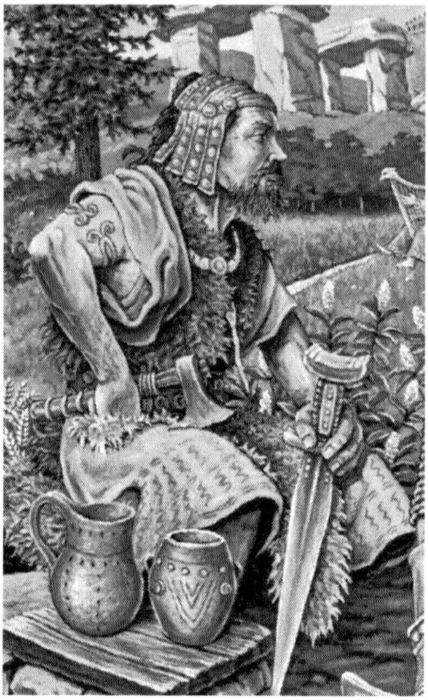

Die Blutgruppe B ist die Blutgruppe der Nomaden und für sie ist eine ausgewogene Ernährung mit Fleisch, Getreide, Milchprodukten und Obst und Gemüse empfehlenswert, also in etwa so, wie es die klassische Ernährungspyramide vorsieht.

In der Menschheitsgeschichte entstand diese Blutgruppe vor rund 15.000 Jahren, als die ersten großen Wanderungen begannen und sich Menschen verschiedener Herkunft miteinander vermischten. Das zeigt sich auch bei der Ernährung:

Dieser Blutgruppen-Typ ist besonders flexibel und verträgt eine Vielzahl unterschiedlicher Nahrungsmittel. Der Verdauungstrakt ist robust und man kann unter vielen Lebensmitteln auswählen, ohne Beschwerden zu bekommen. Lediglich Geflügel, Weizen und Roggen können Probleme machen. Milchprodukte dagegen können bei dieser Blutgruppe sogar in größeren Mengen verzehrt werden, ohne, dass es Probleme gibt (wie es bei den anderen Blutgruppen der Fall ist).

Die Blutgruppe AB

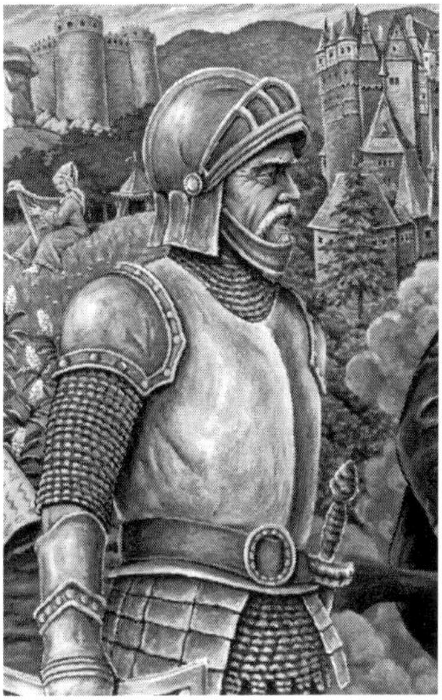

Die Blutgruppe AB ist die jüngste von allen und vermutlich erst 1.000 Jahre alt. Der Verdauungstrakt ist empfindlich, dafür ist das Immunsystem sehr stark. Hier kommt es vor allem auf eine Mischkost an. Es hat sich gezeigt, dass es von Vorteil ist, viel Eiweiß zu sich zu nehmen, allerdings gibt es große individuelle Unterschiede.

AB ist die einzige Blutgruppe, die sogar Weizen essen kann, ohne Beschweren zu bekommen. Besonders gut vertragen werden Sauermilchprodukte wie Joghurt, auch Käse und Fisch, während Fleisch als schwer verdaulich empfunden wird.

Darüber hinaus stellte D'Adamo fest, dass es je nach Blutgruppe auch Parallelen zu unserer Physiognomie und unserem Verhalten gibt. Jemand mit Blutgruppe 0 ist eher kräftig und dominant, während Blutgruppe A eher zu sanftem Verhalten neigt, wie es für pflanzenfressende Tiere üblich ist. Es liegt nahe, dass wir, die wir aus evolutionsbiologischer Sicht nach wie vor Säugetiere sind, auch diese Merkmale von unseren tierischen Verwandten übernommen haben.

Das Intervallfasten

Eins vorweg: Intervallfasten ist keine Diät!

Es wird lediglich 16 Stunden gefastet
und 8 Stunden gegessen (3-4 Mahlzeiten).

In den 16 Std. Essenspause lernt der Körper zwischen Hunger und Appetit zu unterscheiden.

Der Körper kann in Ruhe verdauen und entgiften, weitere Vorteile des Intervallfastens finden Sie weiter unten.

In meiner Praxis arbeitete ich bereits vor Jahren mit speziellen Essenspausen, *Minifasten* wie ich es nannte. Heute ist es als Intervallfasten sozusagen Mainstream, beispielsweise als Mittel zur Gewichtsreduktion.

Vorsicht ist geboten bei Blutzuckerschwankungen, da kann es leicht geschehen, in den Unterzucker zu geraten. Hier sollten Sie auf jeden Fall einen Arzt zu Rate ziehen.

Vorteile des Intervallfastens
Optimaler Fettverbrennungszustand (8-12 Stunden nach dem Essen einer Mahlzeit, ohne die Muskelmasse abzubauen), auch des Bauchfetts, der Körper geht in den Reparaturmechanismus (Gene und Hormone), ist gut für das Herz, senkt das Risiko für Typ 2-Diabetes, stimuliert die Zellreparaturmechanismen, kann Krebs vorbeugen, erhöht die Lebenserwartung und vieles mehr.

Und so geht's

Mit dem Intervallfasten kann schrittweise begonnen werden:

- Erst 10 Stunden essensfrei,
- dann langsam auf 11, 12 Stunden steigern ...
- bis zu 16 Stunden (Männer),
- bzw. 15 Stunden (Frauen)

Hier 2 Möglichkeiten des Turnus:

Frühstück	10 Uhr
Mittag	13-14 Uhr
Abend	17-18 Uhr

Frühstück	8 Uhr
Mittag	12-13 Uhr
Abend	15-16 Uhr

Vorsicht bei ...
einer Reihe von kardiovaskulären, hormonellen oder metabolischen Vorerkrankungen, bei niedrigem Blutdruck, Diabetes, Migräne, ausbleibender Menstruation, Mangel- und Unterernährung. Ansonsten gilt: Wie immer bei einer neuen Diät oder gravierender Änderung Ihres Lebensstils sprechen Sie am besten zuerst mit Ihrem Arzt oder Therapeuten.

Alles Bio oder was?

Viel spricht für ökologische Landwirtschaft und Bio-Produkte. Ein Grund ist die Gesundheit unserer Böden. Je ausgelaugter der Boden, desto geringer der Nährstoffgehalt der Früchte. Das klingt unspektakulär, aber der amerikanische Arzt *Al Sears* über die Konsequenzen: „Sie müssen heute zehnmal so viel Obst und Gemüse essen, um die gleiche Menge an Vitaminen und Mineralstoffen wie vor 50 Jahren zu bekommen".

Mehr Toxine, weniger Nährstoffe

Auch wenn das übertrieben klingt: Der Nährstoffgehalt von Früchten, Obst und Getreide sinkt seit Jahrzehnten. Dafür reichern sich andere Stoffe an, zum Beispiel Pestizide.

Forscher an der *Landwirtschafts-Universität* Wageningen haben im Rahmen einer Studie 317 Bodenproben aus unterschiedlichen EU-Ländern auf 76 (ein Fünftel der insgesamt zugelassenen Pestizide in der EU) Rückstände und Abbauprodukte von Pflanzenschutzmitteln hin untersucht.

Ihr Fazit: In 83 Prozent der Proben fand sich mindestens ein Pestizid, in 58 Prozent sogar mehrere.
Um Gifte zu minimieren und den Nährstoffgehalt zu steigern, lohnt sich der Griff ins Bio-Regal. Dort finden Sie weniger Schwermetalle und Pestizide, Nitrate und Nitrit, Kadmium und andere Toxine, dafür mehr Vitalstoffe, Mineralien, Vitamine und - Antioxidantien, *so Wissenschaftler der Universität Newcastle im British Journal of Nutrition, 2014,* die in einer Meta-Analyse 343 Studien auswerteten.

Studienleiter Professor Carlo Leifert PhD.: „Die Debatte Bio versus Nicht-Bio läuft bereits seit Jahrzehnten … Wir haben zweifelsfrei gezeigt, dass sich biologisch und konventionell angebaute Kulturpflanzen bezüglich ihrer Nährwertzusammensetzung unterscheiden“.

Dr. Julia Baudry von der *Université Paris* untersuchte für die *Nutri-Net-Santé-Studie* den Zusammenhang zwischen Ernährung und Gesundheit. Fazit: Die Teilnehmer, die Bio-Lebensmittel aßen, hatten ein deutlich geringeres Risiko für Brustkrebs nach der Menopause sowie für Non-Hodgkin- und andere Lymphome.

Bei den Teilnehmern mit dem höchsten Bio-Konsum war das Risiko um 25 Prozent geringer.

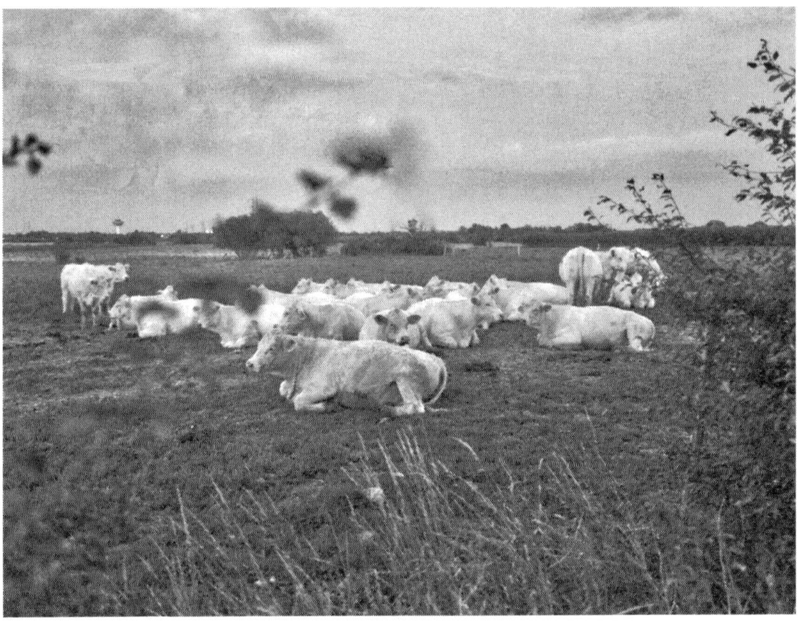

„Der statistische Zusammenhang ist überzeugend genug, um dieses Thema weiter zu erforschen“, so *Tilman Kühn vom Deutschen Krebsforschungszentrum (DKFZ) in Heidelberg.* Denn es ist „immer schwierig, den Einfluss der Ernährung auf Krebsentstehung zu untersuchen, einfach weil die Ernährung so schwer messbar ist“.

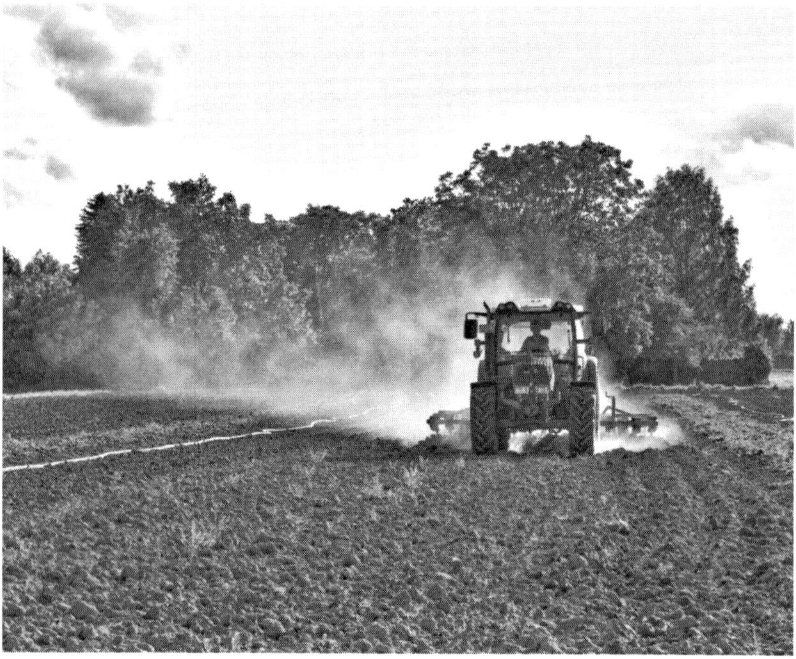

Bioprodukte enthalten von Natur aus deutlich mehr Salicylate als konventionell Angebautes.

Schälen und Wässern von Obst und Gemüse hilft den Salicylatgehalt zu reduzieren.

5. Kapitel: Unterschätzte Zusätze

Unterschätzte Zusätze sind Phospate, Farbstoffe und Pestizide, ausserdem Konservierungsstoffe z. B. Nitritsalze, Benzonate, Sulfite, Parabene, Salicylate und andere. Es sind über 2.000 solcher Zusätze im Umlauf!

Natürlich bringt diese Form der Diät eine Menge Veränderung in Ihre Küche und den Kühlschrank.

Ich habe in meiner Praxis selbst erlebt, dass - unter Verzicht auf die mit zahlreichen Zusätzen angereicherte Fertignahrung - die Stoffe, die in unserer natürlicher Nahrung enthalten sind, z. B. *Gluten, ATI`s, Histamin, Fructose, FODMAP´s Salicylsäure, Sirtuine, Glutamat,* nach einigen Monaten und in geringen Mengen genossen, keinerlei Symptome mehr verursachen.

Der Körper kann aufatmen und wieder die Produktion von Molekülen, Peptiden, Hormonen neu starten.

Na, klar, ich habe dann MEINE Ernährung so verinnerlicht, dass ich natürliche Lebensmittel bevorzuge, auf Zucker und Alkohol weitgehend verzichte und Salz nur minimal verbrauche. Das Geschmäckle … hat sich verändert!

Das heisst: Jeden Tag frisch kochen! Keine Reste vom Vortag! Sie können, wenn Sie vertragen auch vieles roh essen, wenn kochen, dann „DAMPFGAREN“.

Salicylatreiche Lebensmittel

Gewürze:
Paprikapulver, Curcuma, Curry, Anis, Senf, Zimt, Ingwer, schwarzer Pfeffer)

Küchenkräuter:
Salbei, Basilikum, Oregano, Dill
Kleesorten, Oliven, Olivenöl, Datteln, Trauben, Rosinen, Sultaninen

Beeren:
Cranberries, Johannisbeere, Cassis, Himbeere, Heidelbeere, insbesondere Pfefferminze, Produkte mit Pfefferminz- oder Mentholgeschmack

Gemüse:
Tomaten, Paprikagemüse (insbesondere grüne Paprika), Zucchini, Salatgurke, Atischocke, Erdnüsse

Früchte:
Aprikose, Ananas, Orangen, Weintrauben

Getränke:
Schwarztee, Grüntee, Wein, Sekt, grüner Tee, Schwarztee

Öle:
Kaltgepresste Speiseöle, Olivenöl, Margarine, Bratöle

Salicylatreiche Nahrungsmittelzusätze

Salicylatintoleranz geht häufig mit einer Allergie gegen Benzoate, Butylhydroxyanisol (BHA E 320) und Butyhydroxytoluol (BHT E 321) einher.

In Fertiggerichten stecken oft erhebliche Mengen Salicylate, die nicht auf der Packung aufgelistet werden (müssen).

Das gilt beispielsweise für Fertiggemüse, Fleisch- und Fischzubereitungen, Mayonaisen, Ketchup, Frikadellen, Maultaschen, Pizza, Knabbergebäck usw., aber auch für Fruchtsäfte, Limonaden, colahaltige Getränke,
alkoholfreie Biere und ...

Wenn von „Fruchtzubereitungen“, diversen „Zusätzen und „naturidentischen Aromastoffen“ die Rede ist, sollten Sie ebenfalls berechtigte Vorsicht walten lassen.

Salicylatreiche Hautpflegeprodukte

Kosmetik- und Hautpflegeprodukte sind häufig mit Salicylaten oder salicylatverwandten Stoffen versetzt. Und hier liegt das Problem:
Salicylate werden leicht über die Haut und Lunge aufgenommen!

mysalifree.com (ein Blog über Bio-Kosmetik für sensible Haut) schreibt: „*In Form von Extrakten, Ölen, Gelen, Essenzen werden Salicylate aufgrund ihrer antibakteriellen Wirkung in Kosmetik sehr häufig als Konservierungsmittel eingesetzt.*

Salicylsäure und ihre Salze besitzen ein allergenes Potential; ihr Einsatz in Kosmetik ist bei Erwachsenen zwar bis zu einer Höchstkonzentration von 0,5% (Säure) erlaubt, sollte von sensiblen Personen und Kindern aber generell vermieden werden. Die Verwendung von Salicylsäure bei Kindern unter drei Jahren ist nach der europäischen Kosmetikverordnung verboten. Der Einsatz von Salicylaten als Konservierungsmittel in Lebensmitteln ist verboten. Über die Haut gelangen Salicylate direkt ins Blut und damit in den ganzen Körper. In den letzten Jahren scheint die Sensitivität gegenüber dieser Stoffklasse zu steigen ... Menschen , die an Salicyaltintoleranz oder Samter-Trias leiden sollten beachten, dass Natrium-Benzoat (eines von 6 nach dem österr. Lebensmittelbuch ÖLMB Codex A8 Biokosmetik zugelassenen Konservierungsmittel) eine ähnliche chemische Struktur wie Salicylat aufweist und eventuell Reaktionen auslösen kann (aber nicht muss).“

Salicylatreiche Medikamente

An erster Stelle steht natürlich Aspirin mit dem Wirkstoff Acetylsalicylsäure (ASS), einem Derivat der Salicylsäure, die sofort sämtliche Symptome der Samter-Trias auslöst. Neben Aspirin ist es hierzulande in Alka-Seltzer, Acesal, Godamed, Togal-ASS, Eudorlin usw. - und weltweit in weiteren 500 Medikamenten. Darüber hinaus steckt Salicyl in zahlreichen Schmerzmitteln und Entzündungshemmern, in Mitteln gegen Rheuma, Akne, Hühneraugen, Hornhaut usw. und Salicylate stecken häufig als Aromen, Farbstoffe und Konservierungsstoffe in Medikamenten.

Obst und Gewürze	**Salicylsäure (mg/kg**
Curry	2180
Paprika, scharf	2030
Oregano	660
Kumin	450
Sultaninen	78.0
Rosinen	66.2
Himbeeren	51.4
Kartoffeln,	1.2
Erbsen	0
Bohnen	0
Grünkohl	0

Kapitel 6 - Fallbeispiele aus meiner Praxis

Patient, 58 Jahre

Leidet unter Verdauungsstörungen, Mundschleimhautläsionen, Magen -Darm, Müdigkeit, oft Kopfschmerzen. Er vermutet Nahrungsmittelunverträglichkeiten, da alles vom Arzt ohne Befund abgehakt wurde. Anmerkung, er ist oft, mindestens drei Monate am Stück im Ausland (Japan), da geht es ihm gut, keinerlei Probleme. Wir beginnen vorsichtig mit Ausschlussdiät und fanden heraus, Gluten (ATI`s) und Salicylsäure sind die Auslöser, erstmal. Nach der Körber-Diät (3fach) wurde es viel besser. Dann gesellte sich eine psychische Komponente hinzu. Dieses Problem konnte er schnell bereinigen. Er zog weg von HD, rief mich neun Monate später an, verkündete, dass sich seine Unverträglichkeit nur noch auf die Sali-Unverträglichkeit beschränke, er aber alles gut selbst lenken könne.

Patientin, 52 Jahre

Leidet unter Anfälle von starken Kopfschmerzen gelegentlich Hautausschlag. Leicht Übergewichtig. Lange ärztliche Behandlung ohne Erfolg. Möchte Ernährungsmäßig etwas tun. Wollte unbedingt fasten, ich nahm sie in meine Gruppe. Das war nicht durchführbar. Die Symptome verschlimmerten sich. Ausschlussdiät: Kartoffeln - jeden Tag etwas dazu. Zuerst sah es gut aus … dann Heißhungerattacken und Motivationsverlust. Alles lag im Argen. Neuer Versuch mit Motivationsschub: Körber Diät, 3fach mit fast täglicher Unterstützung. Die Pfunde purzelten und langsam kam das Wohlbefinden zurück.
Nach einem Jahr Body-Maß-Index perfekt. Ein ganz anderes Bewusstsein für Ernährung und ihren Körper.

Patientin, 32 Jahre
Leidet unter verstopfter Nase, auch Heuschnupfen, oft Halsentzündung, Augenschwellung, Ohrjucken seit zwei Jahren, Nahrungsunverträglichkeit ist bekannt: Milchprodukte, Fruktose. Aber durch weglassen, keine Besserung.

Wir versuchten es mit der Körber Diät (ohne Früchte).
Das war sehr schwierig, weil sie als Chefsekretärin voll dasein muss. Mit einigen Aussetzern klappte es schließlich für drei Wochen. Ich machte noch eine Fettsäurebestimmung und sie bekam Omega3 supplementiert.

Sie machte freiwillig weiter, hielt tapfer durch, weil sie die Ergebnisse spürte. Nach ca. sieben Monate ging es ihr deutlich besser, bei hoher Sali-Konzentration kam der Schnupfen ganz leicht zurück. Wichtig war es, alle Badezimmerartikel mit Salicylsäure (Creme, Zahnpasta, Shampoo, Kosmetik) zu eliminieren.

Patient, 22 Jahre

Übergewichtig, fettige Aknehaut, prä-Diabetes, schlechte Verdauung, oft Schnupfen u. Erkältung, Mattigkeit, kein Sport, Blutgruppe 0. Er kommt in die Praxis: will abnehmen, unbedingt Vegetarier werden, will leichter lernen und sich fitter fühlen. Als ich ihm einen Behandlungsplan vorschlug, war er geschockt ... ich dachte das wird nichts. Nach einer Woche, oh Wunder, wollte er und war stark motiviert.

Nach der Ausschlussdiät fanden wir eine massive Weizen-ATI Unverträglichkeit. Weiter ging es mit der „Körber-Diät", unterstützt mit Eigenbluttherapie und Homöopathie. Später entdeckten wir noch eine maskierte Milchunverträglichkeit.

Durch seine Blutgruppe 0 ist dieser Mensch als Vegetarier nicht geeignet. Er schaffte es nicht alleine, seine Mutter musste mit ins Boot. Nach intensiven Gesprächen und tiefen Einsichten, zeigten sich schon nach vier Wochen zarte Erfolge. Natürlich war die Ernährung das Gegenteil von der bisherigen „Futterei", viel Pizza, Pommes, Orangensaft usw. ...

Nach einem halben Jahr, mit einigen Ausrutschern, hat sich viel getan, ein wacher nun bewegungsfreudiger Student. Er hat begriffen, was ihm gut tut und was nicht. Die Freundin ist begeistert von seinem Lebensstil, er hat sie mit auf die natürliche Ernährungsreise genommen. Innerhalb von drei Jahren. Ein neuer Mensch, ein neues Hobby: Marathon!

Ein Blick in die Zukunft

Es war immer schon ein Wunschtraum von mir einen Weg zu finden, die natürliche Ernährung einfacher zu gestalten.

Tabellen mit dem „genauen" Gehalt an Salicylsäure können immer nur Durchschnitts- und Annäherungswerte bieten. Der Salicylsäuregehalt (natürlicher Lebensmittel) schwankt saisonal, je nach Herkunft, Art und Sorte, Anbaubedingungen, Klima, Haltbarkeit usw. erheblich.

Ein Weg führt über die modernen Smartphones. Die Geräte sind längst leistungsfähige Computer mit externen Schnittstellen.

Mit entsprechenden Sensoren und einem Spektrometer ließe sich der Salicylgehalt von Nahrungsmitteln auf das Komma hinter dem Mikrogramm ermitteln – überall und nahezu in Echtzeit.

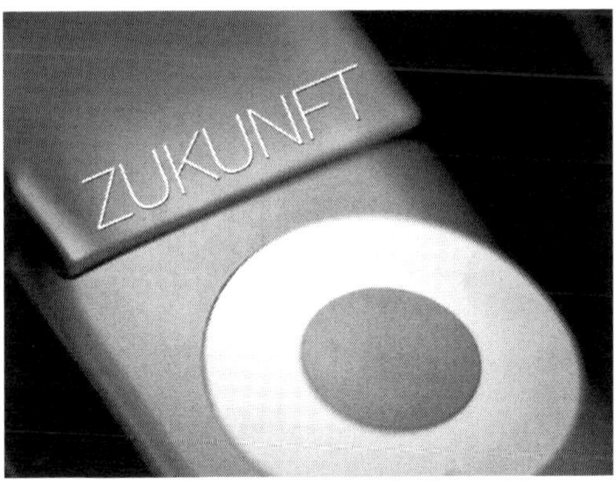

Und die Gegenwart

Und ja – ein entsprechendes Gerät ist in der Pipeline: Spektral-Analytik in der Westentasche, für Fleisch, Milchprodukte, Fisch, Salicylsäure, Früchte und Gemüse ... ein Team des Fraunhofer-Instituts für Photonische Mikrosysteme (IPMS) in Dresden arbeitet unter Hochdruck daran.

Auf meiner Webseite (siehe nächste Seite) halte ich Sie über diese und andere Entwicklungen rund um Salicylsäure-Unverträglichkeit stets aktuell auf dem Laufenden!

Schauen Sie doch einfach mal vorbei!

7. Kapitel - Salicylsäure-Intoleranz im Internet

Wer sich heute über Samtar-Trias informieren möchte, surft wahrscheinlich zuerst im Internet. What would Google say?

Trotz, oder gerade wegen der Fülle an Meinungen und Informationen ist es nicht immer leicht, seriöse von unseriösen, belastbare von unsicheren Quellen zu unterscheiden. Oder um es mit Mark Twain zu sagen:

**„Seien Sie vorsichtig mit Gesundheitsbüchern -
Sie könnten an einem Druckfehler sterben.“**

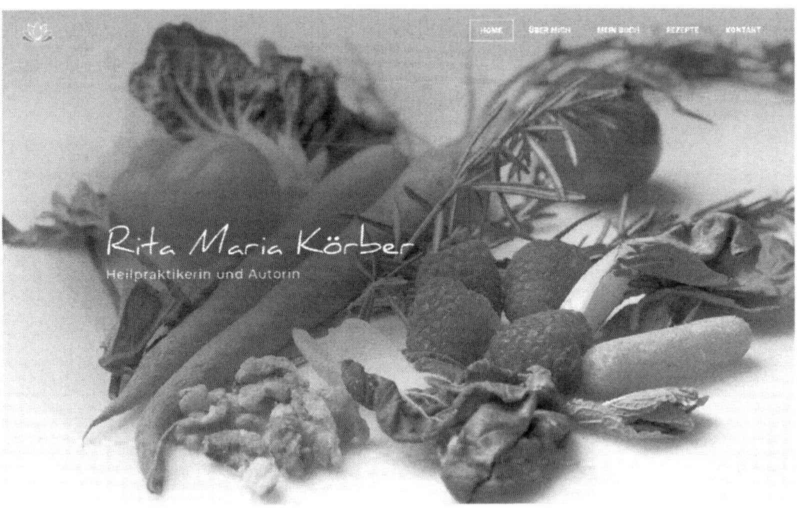

Deshalb ist es nur konsequent, dass dieses Buch im Internet fortgesetzt wird. Mit vertiefenden Informationen und einer Reihe validierter Links und Querverweise finden Sie unter der Adresse

www.rita-koerber.de

• Neues aus der Wissenschaft
• wertvolle Tipps und
• praktische Hinweise
• Hintergrundwissen über Samter-Trias und
• die entsprechende Ernährung
• Zutatenlisten für die Erstellung Ihres Speiseplans
• und vieles mehr!

Ich freue mich auf Ihren Besuch
(und bin dann erst mal web)!

Die in diesem Buch dargestellten Ernährungsmethoden sollten nicht als alleiniger Ersatz für eine medizinische Behandlung angesehen werden. Es kann ebenfalls keine Garantie für die Wirksamkeit übernommen werden. Vor allem bei ernsthaften Erkrankungen ist eine reine Selbstbehandlung nicht vertretbar, in diesem Fall sollte immer ein naturheilkundiger Arzt oder Heilpraktiker konsultiert werden.